Mineralstoffe nach Dr. Schüßler

Im-Puls des Lebens

Margit Müller-Frahling

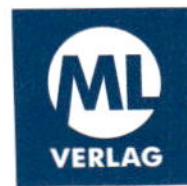

Wichtiger Hinweis: Die in diesem Buch vorliegenden Informationen, Angaben, Anregungen und Ratschläge wurden vom Verfasser, Verlag und der Redaktion nach bestem Wissen erstellt und mit größtmöglicher Sorgfalt geprüft. Sie bieten jedoch keinen Ersatz für kompetente und sachkundige gesundheitsbezogene oder medizinische Beratung. Jede Leserin und jeder Leser sollte für eigene Entscheidungen in Bezug auf Anregungen dieses Buches zu jeder Zeit selbst verantwortlich sein. Daher erfolgen Angaben in diesem Buch ohne jegliche Gewährleistung seitens Verfasser, Redaktion, Verlag und Handel, die in keinem Fall für mögliche Nachteile oder Schäden bezüglich gegebener Hinweise, Informationen oder Ratschläge haften.

Gender-Hinweis: Aus Gründen der besseren Lesbarkeit wird auf eine geschlechtsspezifische Differenzierung verzichtet. Entsprechende Begriffe gelten im Sinne der Gleichbehandlung grundsätzlich für alle Geschlechter. Die verkürzte Sprachform beinhaltet keine Wertung.

3. Auflage 2022

Druck: Generál Nyomda Kft., H-6727 Szeged
Lektorat: writehouse, Katrin Höller, Köln

www.ml-buchverlag.de

ISBN (Buch): 978-3-96474-560-6
ISBN (E-Book/PDF): 978-3-96474-561-3

Inhalt

Geleitwort zur ersten Ausgabe

Liebe Leser ... oder:

Warum Ihnen dieses Buch wichtig werden wird!

Als Sie sich dafür entschieden, dieses Buch zu erwerben, mag es verschiedene Gründe dafür gegeben haben:

- War es das Interesse an einer Sache, von der Sie schon gehört haben, aber bisher wenig wussten?
- Ein bestimmtes Krankheitsproblem oder der bisherige unbefriedigende Therapieverlauf macht Ihnen zu schaffen und Sie suchen nach Alternativen.
- Sie fühlen sich nicht krank, aber Ihr Gesundheitsgefühl meldet Ihnen, dass einiges nicht in Ordnung ist (Schlaf, Haut, Appetit, Verdauung, Energie, verschiedene Schmerzzustände etc.).
- Sie kennen schon die Schüßler-Salze, suchen aber nach konkreten Einnahmeempfehlungen und Praxistipps.

Mit diesem Buch haben Sie gleichermaßen ein Einsteiger- wie Praxishandbuch zur Biochemie nach Dr. Schüßler vorliegen, das Ihnen nicht nur eine gute praktische Hilfe sein soll, sondern dem Leser auch den historisch-wissenschaftlichen Hintergrund in leicht verständlicher und übersichtlicher Weise darlegt. Mit Margit Müller-Frahling als Autorin hat der Verlag eine mehr als gute Wahl getroffen. Mit ihr konnte eine absolute Expertin auf dem Gebiet der Biochemie nach Dr. Schüßler gewonnen werden. Margit Müller-Frahling kann neben ihrer langjährigen Tätigkeit als Referentin und Ausbilderin nicht nur auf eine fundierte Ausbildung, sondern vor allem auch auf eine intensive Praxiserfahrung zurückgreifen. Das zeigt die in diesem Werk sehr gelungene laienverständliche und praxisorientierte Darstellung des Konzeptes der Antlitzanalyse und Biochemie nach Dr. Schüßler.

Warum gibt ausgerechnet ein Orthopäde das „Geleit" für dieses Buch? Ein ganz wichtiger Aspekt – und daher habe ich dieses Geleitwort sehr gern geschrieben – ist der interdisziplinäre Betrachtungswinkel. Die Autorin hat nicht nur intensiv an der eigenen interdisziplinären Weiterbildung gearbeitet, sondern diese auch konsequent in die Praxis umgesetzt. Das habe ich als niedergelassener manual-medizinisch tätiger Orthopäde in der Zusammenarbeit mit der Autorin bei vielen gemeinsamen Patientenbesprechungen erfahren und geschätzt.

Die Biochemie nach Dr. Schüßler muss als Teil einer ganzheitlichen Strategie verstanden werden. Sie ist weder Allheilmittel noch Pille für zwischendurch. Dies wird von der Autorin immer wieder betont und beispielhaft dargelegt. Die interdisziplinäre Zusammenarbeit mit „Schüßler-Experten" ist leider im ärztlichen Bereich noch wenig akzeptiert, aber das war die Akupunktur bis vor einigen Jahren auch ... ! Ich bin sehr dankbar für diese zukunftsorientierte Zusammenarbeit mit Margit Müller-Frahling und für die Möglichkeit, die Schüßler-Salze als Option in meiner täglichen Arbeit zu haben. Die Erfolge sprechen dabei für sich.

Ich bin sicher, dieses Buch wird bei den Lesern, die es „erreicht", etwas verändern. Ich bin sicher, dieses Buch wird oft weitergegeben werden.

Ich bin sicher, die Leser wissen nach der Lektüre, warum ihnen dieses Buch wichtig geworden ist.

Zum guten Schluss: Lesen Sie das Vorwort!

Auch wenn Sie bei Vorworten (genauso wie ich!) regelmäßig enttäuscht wurden – hier lohnt es sich wirklich, das Buch dort zu beginnen. Dieses Vorwort ist eigentlich die biografische Essenz der Autorin, die zeigt, wie wichtig die eigene Beobachtung und Erfahrung zur Gestaltung neuer Perspektiven in der eigenen Gesundheit sind. Dieses Vorwort soll auch Mut geben, neue Wege zu gehen, so wie es die Autorin in beeindruckender Weise getan hat!

Bad Sassendorf, im August 2005
Christoph Schräder
Facharzt für Orthopädie

Vorwort

Liebe Leserinnen und Leser,

der Hinweis auf das Schüßler-Salz Nr. 7 Magnesium phosphoricum veränderte im Jahr 1998 mein Leben. Befreit von Schmerzen fand ich meine Aufgabe, ja meine Bestimmung, die mich bis heute erfüllt. Ich durfte vielen Menschen mit Büchern, Vorträgen, Seminaren, Interviews, Artikeln ... die Möglichkeiten der Schüßler-Salze näherbringen. Vielen Dank an alle, die mir geschrieben oder mich angerufen haben und mit ihren wertvollen Fragen und Rückmeldungen meine Arbeit bereichern konnten. Danke auch an den Facharzt Christoph Schräder, dessen anerkennende Worte dieses Buch seit vielen Jahren begleiten.

In meinem Institut für Biochemie nach Dr. Schüßler wurden in den vergangenen Jahren tausende Erfahrungsberichte ausgewertet. So haben sich im Laufe der Jahre viele Angaben praktisch bestätigt und auch neue Erkenntnisse ergeben. Kombinationen der Schüßler-Salze konnten verbessert, Annahmen über das Wirkprinzip logischer dargestellt werden. Durch den internationalen Austausch in meinem europäischen Institut verfolge ich gemeinsam mit Jo Marty aus der Schweiz und Lysbeth Mulder-Rouhof aus den Niederlanden das Ziel, die Anwendung der Schüßler-Salze Erfolg versprechend und verantwortungsvoll anzuleiten.

Damit schaffen wir eine fundierte Orientierung in der heutigen Vielfalt aus (teilweise widersprüchlichen) Informationen zum Thema „Schüßler-Salze“. In diesem Sinne versteht sich dieses Buch als Ihr Leitfaden und täglicher Ratgeber zur Anwendung der Schüßler-Salze.

Viele Leserinnen und Leser haben mir geschrieben, dass meine nachfolgende persönliche Geschichte ihnen Mut gemacht hat, neue Wege zu gehen. So wünsche ich Ihnen, dass die Schüßler-Salze auch für Sie eine gute Hilfe im Alltag werden und Ihr Leben um eine wertvolle Option bereichern.

Sundern, im Dezember 2017

Ihre Margit Müller-Frahling

Auf dem Weg

Glückliche Zufälle spielen im Leben oft eine große Rolle. In meinem Leben war einer dieser glücklichen Zufälle der Hinweis einer engagierten Kosmetikerin auf die Schüßler-Salze. Zu dem damaligen Zeitpunkt war ich in einer verzweifelten Situation und physisch sowie psychisch schwer erschöpft. Ich stand vor der Einweisung in eine psychosomatische Klinik. Was war passiert? Ich litt unter unvermittelt auftretenden krampfartigen Schmerzen, fürchterlichen Schmerzen, die auch mit stärksten Schmerzmitteln nicht zu lindern waren. Sie überfielen mich unangekündigt und ließen im Laufe einiger Stunden wieder nach. Ich lebte immer in der Angst vor diesen Schmerzen. Ich hatte eine jahrelange Odyssee von Untersuchungen hinter mich gebracht: Bauchspiegelungen, Darmspiegelungen ... jedes Mal mit dem Ergebnis: kein Befund! Ich hatte alternative Behandlungsmethoden versucht, ohne Erfolg. Wenn ich von einer Behandlung hörte, mit der jemand Erfolg hatte, habe ich mich voller Hoffnung auf eine (Er)Lösung darum bemüht. Warum hatten andere Erfolg mit diesen Therapien und ich nicht?

Mittlerweile zweifelte ich sehr an mir und in meinem Leben zog die Angst, schließlich die Panik ein. War ich es selbst, die diese Schmerzen auslöste, wenn körperliche Ursachen ausgeschlossen waren und keine Therapie anschlug? Ich bemühte mich, meinen Lebensalltag mit zwei kleinen Kindern zu bewältigen, aber meine Kräfte waren zusehends erschöpft. Es stellten sich auch weitere Beschwerden ein, die mich belasteten und in Angst versetzten. Ich hatte inzwischen Störungen am Herzen. Schließlich war ich selbst davon überzeugt, dass meine körperlichen Leiden ausschließlich psychische Ursachen hatten, zumal Ängste und Panikattacken meine Lebensmöglichkeiten zusätzlich einschränkten.

Ich ging nicht mehr zu Veranstaltungen, wo größere Menschenansammlungen waren. Ich fuhr nicht mehr alleine mit dem Auto Strecken, die länger als 20 km waren. Ich mochte nicht mehr Ski fahren, weil ich Angst hatte, eine Gondel zu besteigen. Urlaube, die einen Flug erforderten, waren nicht möglich. Ich richtete mein Leben auf immer enger werdendem Raum ein, aber nicht nur mein Leben, sondern auch das meiner Familie. Ich machte mir deswegen Vorwürfe. Ich wollte so gerne anders und konnte nicht. Als letzter Ausweg erschien mir der Rat meines Arztes zu einer stationären psychosomatischen Therapie.

Der Wendepunkt

Da ich Hautprobleme hatte, suchte ich regelmäßig eine Kosmetikerin auf, die meine Leidensgeschichte gut kannte. Sie hatte mir schon einige Empfehlungen gegeben, da sie sich mit Kräutern nach Hildegard von Bingen und anderen naturheilkundlichen Ansätzen beschäftigte. Diesmal zeigte sie mir ein gerade erschienenes Buch über die Schüßler-Salze nach Dr. Schüßler. Sie hatte darin gelesen und war davon überzeugt, dass ich Nr. 7 Magnesium phosphoricum nach Dr. Schüßler nehmen müsste. Zunächst wehrte ich ab, da ich jahrelang ein Magnesiumpräparat aus der Apotheke genommen und auch in der homöopathischen Therapie bereits Magnesium phosphoricum bekommen hatte, ohne dass sich mein Zustand veränderte. Aber ich war neugierig geworden und bestellte mir in der Apotheke Nr. 7 Magnesium phosphoricum nach Dr. Schüßler. Ich bekam eine Packung, aber damals war kein Hinweis dabei, wie viel und wie ich diese nehmen sollte. Der Apotheker war der Meinung, ich könnte sowieso nichts falsch machen. Das sei im Grunde nur wirkungsloser Milchzucker. Ich fing an zu lutschen und leerte die Packung an einem Tag. Ich bestellte sofort zehn neue Packungen, denn ich spürte bereits am ersten Tag eine Veränderung in mir. Jeden Tag lutschte ich 50–80 Tabletten Nr. 7 Magnesium phosphoricum und das Wunder geschah: Die Schmerzen blieben aus!

Neue Lebensqualität

Ich sagte den Termin in der psychosomatischen Klinik ab und besorgte mir jegliche zur Verfügung stehende Literatur über die Schüßler-Salze. Was bewirkten diese verdünnten Mineralstoffe in meinem Körper? Wieso hatte ich derartige Schmerzen gehabt und jetzt plötzlich nicht mehr? Ich suchte Antwort auf diese Fragen. Ich wollte verstehen, was mit mir passierte.

Das Erste, was ich in der Beschäftigung mit den Schüßler-Salzen feststellte: Ich brauchte alle Schüßler-Salze! Meine körperlichen Ressourcen waren derartig abgewirtschaftet, dass bereits vielfältige Störungen aufgetreten waren, die ich nun in der Beschreibung der Funktionsbereiche der Schüßler-Salze wiedererkannte. Ich besorgte mir die zwölf Schüßler-Salze nach Dr. Schüßler und begann, weitere Schüßler-Salze einzunehmen. Jetzt, da die Schmerzen mich nicht mehr gefangen hielten, wurde ich neugierig und mutig. Es war der Anfang einer zunächst stürmischen Entwicklung und Veränderung in meinem Leben.

Neue Wege

Die Strukturen, die ich mir in meiner schweren Zeit als „Haltegriffe des Lebens" erarbeitet hatte, passten nicht mehr in diese Aufbruchstimmung, die mich erfasste. In der Auseinandersetzung über das „Wie" meines Lebens entschied ich mich für eine Ausbildung im Bereich der Psychologie/Psychotherapie und auch für eine Ausbildung zur Mineralstoffberaterin nach Dr. Schüßler. Zunehmend kamen Verwandte und Freunde zu mir und erhofften sich Rat. Ich wollte kompetent und verantwortlich Auskunft geben können und dürfen. Mein Leben und das meiner Familie veränderten sich jetzt von Grund auf. Je intensiver ich mich mit den Schüßler-Salzen beschäftigte, umso begeisterter erfasste mich die Welt der Biochemie.

Unterstützt und ermutigt durch meine Familie konnte ich mich meiner neuen Aufgabe widmen. Ich besuchte Seminare und absolvierte mehrjährige Ausbildungen in den Bereichen Ernährung, Bewegung und Psychologie/Psychotherapie. In meiner Beratungspraxis entwickelte ich eine Zusammenarbeit mit Heilpraktikerinnen, Ärztinnen und Ärzten sowie Therapeutinnen auf den verschiedensten Gebieten.

Ich schrieb Fachbücher, Taschenbücher, Artikel, hielt Vorträge und Seminare in ganz Europa. Vor allen Dingen war und bin ich in Deutschland unterwegs und durfte über meine Reisetätigkeit viele Gegenden, Orte und Menschen kennenlernen.

Fazit und Ausblick

Letztendlich haben mir die Mineralstoffe nach Dr. Schüßler die Vielfalt des Lebens ermöglicht und es ist ein wunderbares Geschenk für mich, anderen Menschen auf ihrem Weg Unterstützung geben zu dürfen.

Manches Mal werde ich in meinen Kursen gefragt, warum in meinem Gesicht die Antlitzzeichen so stark erkennbar sind, obwohl ich schon so lange Schüßler-Salze einnehme. Ich antworte darauf: „Ich lebe!" Es kommt mir wie ein Wunder vor, dass ich seit 1998 ohne wesentliche körperliche Einschränkungen und Störungen mein Leben gestalten kann. Sicher, ich habe meine Schwächen und ich werde älter, aber Freude und Zuversicht haben seit Jahren den früheren Platz der Angst eingenommen. Wenn Ängste und Sorgen zu mir kommen, vertraue ich darauf, dass es immer einen Weg gibt.

Leben ist ein kontinuierlicher Prozess der Veränderung. Vor Jahren sah ich einen russischen Spielfilm. Darin gab es eine Szene, in der ein Mann fragte: „Warum hat der Mensch die Augen vorne?" „Um nach vorne zu gehen! Das Zurückblicken ist nur sinnvoll, um besser nach vorne gehen zu können", lautete die Antwort. Nach vorne sehen, nach vorne gehen, bedeutet die eigenen Lebensmöglichkeiten zu entwickeln. Das ist eine fortdauernde Aufgabe, die uns viel Freude bereiten kann. Es geht um unsere zukünftige Lebensqualität und vor allen Dingen auch um die unserer Kinder. Mein Mann und meine Kinder haben meinen Weg unterstützt und begleitet. Ihnen und auch den vielen Weggefährten bin ich zutiefst dankbar.

So wünsche ich Ihnen, liebe Leserinnen und Leser, den Mut, neue Wege zu gehen, Ihren Weg zu gehen. Dabei sollen die Schüßler-Salze Ihre Lebenskraft und Vitalität stärken!

Einleitung

Wir leben im Zeitalter der hoch entwickelten medizinischen Möglichkeiten. Es gibt vielfältige Verfahren der Diagnose. In früheren Zeiten waren die Menschen vor allen Dingen auf Erfahrungen und die Erkenntnisse angewiesen, die ihnen durch ihre Sinneswahrnehmungen vermittelt wurden. Wie sieht der Mensch aus, wie riechen seine Ausscheidungen? Um Erkenntnisse gewinnen zu können, mussten sich Heiler und Ärzte mit den Kranken intensiv beschäftigen. Heute werden Geräte eingesetzt, deren Messungen und Daten zu einem wissenschaftlichen Befund führen sollen.

Leider sind diese unterschiedlichen Herangehensweisen und Möglichkeiten der Diagnose und Behandlung kaum miteinander verbunden worden. Überlieferte Heilweisen und Erfahrungen wurden sogar verdrängt, sodass in der klassischen Medizin Apparat und Befund vielfach zwischen Arzt und Patient stehen. Die Patienten fühlen sich „abgefertigt" in Massenbetrieben und nicht mehr in ihrer Situation wahrgenommen.

Auch die moderne Medizin hat ihre Grenzen:

Zum einen gibt es trotz modernster medizinischer Möglichkeiten eine Zunahme chronischer und diffuser Krankheitsfälle wie z. B. rheumatischer Erkrankungen und neue Krankheitsbilder wie das „chronische Müdigkeitssyndrom". Zum anderen erfahren viele Menschen trotz Einsatz modernster Medikamente keine dauerhafte Linderung ihrer Beschwerden.

Immer mehr Menschen machen sich deshalb auf den Weg, neue Möglichkeiten zur Stärkung ihrer Lebenskräfte zu finden. Gleichzeitig haben die explodierenden Kosten im Gesundheitssystem neue Denkprozesse angestoßen. Auch die Ökonomie zwingt uns zur Auseinandersetzung mit Fragen der Gesundheitspflege. Wir können uns den aufgeblähten Reparaturbetrieb nicht mehr leisten!

Kranke Menschen müssen zunehmend Kosten für Medikamente und Behandlungen selbst tragen und stellen sich gezwungenermaßen die Frage: „Wofür gebe ich mein Geld aus?" Alternative Heilweisen sind somit aus diesen vielfältigen Gründen attraktiver geworden. Insbesondere auch die Schüßler-Salze erfahren in den letzten Jahren eine zunehmende Aufmerksamkeit in der breiten Öffentlichkeit. Sie sind ideal für die Gesundheitsprophylaxe und zur Unterstützung der Gesundung bei Erkankungen. Es ist eine überschaubare Heilweise ohne Nebenwirkungen.

Meine eigene Einstellung zur Medizin ist konstruktiv kritisch. An mir selbst und nahen Angehörigen habe ich dankbar erfahren, wie lebensrettend die modernen medizinischen Möglichkeiten sein können. In meiner täglichen Praxis und in meinen Seminaren habe ich mit Ärztinnen und Ärzten Kontakt, die einen ganzheitlichen Anspruch in ihrer Arbeit verwirklichen – oft unter großen Mühen, persönlichem Einsatz und auch finanziellen Einschränkungen.

Ich selbst stelle mir immer die Frage: „Was kann ich tun?", und bin bereit, die Verantwortung für mich auch voll zu übernehmen. In der Beratung erlebe ich Menschen, die die Verantwortung für ihre Gesundung an die Ärztin oder den Arzt abgegeben haben und nun neuen Mut fassen müssen. Was Sie für ein vitales Leben brauchen, ist in Ihnen. Manchmal bedarf es einiger Hinweise oder auch „Krücken", um den eigenen Weg wieder kraftvoll beschreiten zu können.

Ein erster Schritt kann das bessere Verständnis von sich selbst und dem eigenen Körper sein. Warum juckt meine Haut? Warum habe ich immer kalte Füße?

Hierbei geht es nicht um ein Medizinstudium. Weitergehende Kenntnisse und Diagnosen sollten wir getrost denen überlassen, die hierfür aufwendig und lange studiert haben. Es geht um alltägliche Beschwerden, die beunruhigen. Mehr Kenntnisse über körperliche Sensationen und Hilfe zur Selbsthilfe bringen Sicherheit und Vertrauen in den eigenen Körper, letztendlich in sich selbst.

Mein Ziel ist es, Ihnen mit diesem Buch Unterstützung zu geben, um im alltäglichen Leben Ihre Gesundheit zu stärken. Es versteht sich als Beitrag zu Ihrer Gesundheitspflege. Bei stärkeren Beschwerden, bei Krankheiten ist eine fachkundige Begleitung notwendig!

Ich vergleiche den Umgang mit diesen Gesundheitsfragen mit dem Umgang mit Strom: Ich selbst kann eine Glühbirne auswechseln, aber benötige fachliche Unterstützung, um eine Lampe anzubringen. Mancher kann eine Lampe anbringen, aber keine Schaltkreise aufbauen oder Leitungen verlegen. Dafür gibt es fachlich ausgebildete Kräfte, Elektriker. Nutzen Sie Ihr eigenes Wissen, aber nutzen Sie auch fachliches Wissen, wenn Ihre Grenzen erreicht sind. Im Grunde braucht es den gesunden Menschenverstand und den sorgsamen Umgang mit sich selbst.

Zur Benutzung dieses Buches

Das Buch soll Ihnen einen einfachen Umgang mit den Schüßler-Salzen ermöglichen und greift deshalb im ersten und zweiten Teil Fragen zum Verständnis auf.

Zunächst entführe ich Sie im ersten Teil in die Welt der Schüßler-Salze:

- Wer war Dr. Schüßler?
- Wie fand Dr. Schüßler seine biochemischen Mittel?
- Was bedeutet Biochemie?
- Wofür brauchen wir Mineralstoffe? Und wie unterscheiden sich Mineralstoffe als Bau- und Betriebsstoffe?
- Welche Darreichungsformen gibt es?
- Wie dosiere ich richtig?
- Was ist die Antlitzanalyse?
- Was ist die Grundlage einer ganzheitlichen Gesundheitspflege?

Im zweiten Teil des Buches stelle ich Ihnen die zwölf Schüßler-Salze vor:

- Welche Funktionen haben die Schüßler-Salze?
- Wie erkenne ich meinen Bedarf?
- Was unterstützt die Anwendung?
- Welche Erweiterungsmittel gibt es?
- Wie nehme ich die Schüßler-Salze ein?
- Wie wende ich die Schüßler-Salze äußerlich an?
- Welche Reaktionen können nach der Einnahme der Schüßler-Salze auftreten?

Der dritte Teil ist als Nachschlagregister zur praktischen Anwendung gedacht. Sie finden dort Einnahmeempfehlungen von A–Z.

Einführung in die Biochemie nach Dr. Schüßler

Dr. Schüßler und die Entwicklung der Biochemie

Es ist die herausragende Leistung Dr. Schüßlers gewesen, eine Heilweise entwickelt zu haben, die bis heute Tausenden von Menschen Gesundheit und Wohlbefinden wiedergegeben und gesichert hat.

Wilhelm Heinrich Schüßler wurde am 21. August 1821 in Zwischenahn (heute: Bad Zwischenahn) im Großherzogtum Oldenburg geboren. In dieser Zeit erlebten die Naturwissenschaften und die Medizin große Umbrüche und Fortschritte. Neue Grundlagen entstanden. Die Medizin entwickelte sich von der herrschenden naturphilosophischen Betrachtungsweise des Menschen und der Krankheiten hin zu einer naturwissenschaftlich begründeten Medizin.

Grundlage für die Medizin waren nunmehr Erkenntnisse, die durch Beobachtung, Messung, Vergleich und Experiment gewonnen wurden, also Erfahrungen. Im Unterschied hierzu waren in der früheren naturphilosophischen Betrachtung äußerliche, spekulative Erkenntnisse grundlegend. Zu den wichtigsten Forschern dieser Zeit gehörten u. a. Louis Pasteur, Robert Koch, Rudolf Virchow sowie Samuel Hahnemann, der Begründer der Homöopathie.

Schüßler wuchs in ärmlichen Verhältnissen auf und so war ihm der Besuch der höheren Schule und einer Universität zunächst aufgrund der hohen Schul- und Studiengebühren verwehrt. Er verdiente seinen Lebensunterhalt vermutlich als Sprachlehrer. Schüßler konnte erst im Alter von 30 Jahren sein Medizinstudium aufnehmen. Zunächst studierte er ein Jahr in Paris, wo die medizinische Fakultät einen besonders guten Ruf hatte. Anschließend folgten Studienjahre in Berlin, in Gießen, wo er die medizinische Doktorwürde erwarb, und in Prag, dessen medizinische Fakultät einen besonderen Ruf in der Homöopathie genoss.

In dieser Zeit lehrten auch Justus von Liebig und Rudolf Virchow, deren Forschungen entscheidenden Einfluss auf die weiteren Arbeiten Schüßlers hatten. Im Jahre 1858 eröffnete Dr. Schüßler in Oldenburg seine Praxis als homöopathischer Arzt und vertrat das homöopathische Heilverfahren praktisch und wissenschaftlich im Sinne Hahnemanns. Er begann, sich mit homöopathischen und medizinischen Problemen auseinanderzusetzen.

Sein Ziel war die Entwicklung einer einfachen und überschaubaren Heilweise. Die Homöopathie war und ist eine sehr komplexe und anspruchsvolle Heilmethode. Heute sind mehrere tausend homöopathische Mittel bekannt und es kommen ständig neue Arzneimittelprüfungen und damit homöopathische Mittel hinzu. Schüßler ging davon aus, dass es einfacher sein müsste, dem Menschen zur Gesundheit zu verhelfen. In seiner ärztlichen Praxis nutzte er seine homöopathischen Kenntnisse, um in Verbindung mit praktischer Erfahrung und aktueller Forschung seine biochemische Heilweise zu entwickeln.

Die Grundlagen der Biochemie

Das Studium der Arbeiten des niederländischen Professors Jacob Moleschott, insbesondere seines 1852 geschriebenen Werkes „Kreislauf des Lebens“, sowie der vierten Auflage der „Zellular-Pathologie“von Rudolf Virchow führten Schüßler auf der Suche nach spezifischen Mitteln zu seinem neuen Heilverfahren. Durch die Entwicklung des Mikroskops waren neue Einblicke in den menschlichen Organismus möglich, insbesondere in die kleinste Einheit: die Zelle.

Hatten die Ärzte eine Krankheit bislang als Störung der den ganzen Körper durchdringenden Prinzipien begriffen, die sie als Säftemischungen und -entmischungen bezeichneten, so wurde der Grundstein der modernen Heilkunde 1858 durch die „Zellen-Lehre“ von Professor Rudolf Virchow gelegt.

Virchows Kernsatz lautete: „Das Wesen der Krankheit ist die pathogen (= krankhaft, Anmerkung d. Verf.) veränderte Zelle.“

Hier fügte sich die Erkenntnis Moleschotts ein: „Die Krankheit der Zelle entsteht durch den Verlust an anorganischen Salzen.“

Aus den Lehren Moleschotts und Virchows zog Schüßler die Konsequenz, dass bei Krankheit der Mineralstoffhaushalt der Zelle gestört sei.

Schüßler entwickelte daher seine biochemischen Funktionsmittel aus den lebensnotwendigen Mineralstoffverbindungen. Ihre Anwendung soll den Mineralstoffhaushalt der Zelle regulieren, somit zur Gesundung der Zelle und damit des Körpers führen.

Was sind anorganische Mineralstoffe?

Bezüglich der im Körper vorfindbaren Stoffe unterscheidet man zwischen organischen und anorganischen Stoffen. Organische Substanzen sind z. B. Kohlenhydrate, Fette, Eiweiße und Vitamine. Sie enthalten Kohlenstoff. Organische Substanzen verbrennen, anorganische Stoffe können nicht verbrennen und sind daher in der Asche nachweisbar. Mineralstoffe sind anorganisch und in der Asche verbrannter Lebewesen nachweisbar. Der Körper kann Mineralstoffe nicht selbst herstellen, sondern sie müssen ihm zugeführt werden.

Schüßler nutzte die wissenschaftlichen Erkenntnisse seiner Zeit und seine praktischen Erfahrungen als Arzt, um den einzelnen Mineralstoffverbindungen ihre jeweiligen Funktionen im Körper zuzuordnen. Er gab seinen Patienten die verdünnten Mineralstoffverbindungen und stellte deren erfolgreiche Wirkung fest.

Was sind Salze?

Salze sind Mineralstoffverbindungen. Das bekannteste Salz ist das Kochsalz, dessen lateinischer Name Natriumchlorid ist. Deshalb verbinden viele mit dem Wort „Salz" einen salzigen Geschmack.

Durch die Verbindung von Praxis und Theorie fand Schüßler folgende zwölf Mineralstoffverbindungen (= Salze), die für den Ablauf aller wesentlichen Funktionen im Körper Voraussetzung sind. Durch die Herstellung der Schüßler-Salze in Form der Verreibung mit Milchzucker schmecken diese allerdings überhaupt nicht salzig, sondern im Gegenteil süß.

Im Folgenden sind sie in der Reihenfolge aufgelistet, wie sie in Deutschland von den Herstellern angeboten werden:
Nr. 1 Calcium fluoratum
Nr. 2 Calcium phosphoricum
Nr. 3 Ferrum phosphoricum
Nr. 4 Kalium chloratum
Nr. 5 Kalium phosphoricum
Nr. 6 Kalium sulfuricum
Nr. 7 Magnesium phosphoricum
Nr. 8 Natrium chloratum
Nr. 9 Natrium phosphoricum
Nr. 10 Natrium sulfuricum
Nr. 11 Silicea
Nr. 12 Calcium sulfuricum

Im festen Zustand kommen Mineralstoffe im Körper nie vereinzelt vor, z. B. als Kalium oder Natrium, sondern immer als Mineralstoffverbindungen. Bei den Mineralstoffverbindungen handelt es sich jeweils um einen positiven und einen negativen Teil. Man spricht dann von einem elektrisch positiv geladenen Ion und einem elektrisch negativ geladenen Ion. Ein positiv geladenes Natrium-Ion kommt beispielsweise immer in Begleitung eines negativ geladenen Ions vor. Ein negativ geladenes Ion kann Chlorid oder Phosphat oder Sulfat sein. Es finden sich dann folgende Verbindungen im Organismus: Natrium-Chlorid, Natrium-Phosphat, Natrium-Sulfat. Diese Mineralstoffverbindungen werden als Salze bezeichnet. Im Wasser zerfallen die Mineralsalze in positiv und negativ geladene Ionen. Deshalb wird für die Mineralsalze auch häufig der Begriff Elektrolyte verwendet. Kochsalz (NaCl) beispielsweise zerfällt in das positiv geladene Natrium-Ion (Na+) und das negativ geladene Chlorid-Ion (Cl-).

Alle Vorgänge im Zellstoffwechsel, z. B. das Säure-Basen-Gleichgewicht und die Zellerneuerung, sind abhängig von dem Vorhandensein der notwendigen Salze, also der notwendigen Mineralstoffverbindungen. Durch die Bewegung von positiv und negativ geladenen Ionen entsteht ein Schwingungsfeld, das für die Bewegungsabläufe im Organismus entscheidend ist. Schüßler, der seiner Zeit weit voraus war, sprach von „Molekularbewegungsstörungen", die mittels der Mineralstoffgaben ausgeglichen werden müssten.

Hinweis: Andere Heilweisen, wie z. B. die Akupunktur, sind auf die Reaktionsfähigkeit der Zellen und die sie umgebende Zwischenzellflüssigkeit angewiesen. Die Wirksamkeit solcher Behandlungen kann durch die Einnahme der Mineralstoffe nach Dr. Schüßler erhöht werden.

Eine „Abgekürzte Therapie"

Im Jahre 1874 erschien zum ersten Mal die Grundlagenschrift Schüßlers „Eine Abgekürzte Therapie, gegründet auf Histologie und Cellular-Pathologie", in der er seine Erkenntnisse darlegte und die Funktionen und Anwendungsgebiete der Mineralsalze beschrieb. Dieses 16 Seiten starke Heftchen hat Medizingeschichte geschrieben und erreichte zu Schüßlers Lebzeiten bis 1898 in erweiterter Form 25 Auflagen. Zwar hatte Schüßler bereits 1873 seine grundlegenden Vorstellungen im Rahmen eines Aufsatzes veröffentlicht, aber erst nachdem das Heftchen 1874 erschienen war, wurde seine Lehre von medizinischen Kollegen ernst genommen. Es kam zu heftigen Auseinandersetzungen Schüßlers mit homöopathischen Kreisen, die sich (verständlicherweise) durch die Aussage provoziert fühlten, dass nunmehr zwölf Mittel ausreichen sollten, den Menschen zu heilen.

Seine Anhänger, die er in Oldenburg in großer Zahl hatte, gründeten bereits zu Lebzeiten Schüßlers den ersten biochemischen Verein und trugen so maßgeblich zur Verbreitung seiner Heilweise bei. Dr. Schüßler verfolgte trotz aller Auseinandersetzungen und Anfeindungen unbeirrt seinen Weg weiter – erfolgreich und zum Segen seiner Patienten. Er war bis kurz vor seinem Tod am 30. März 1898 aktiv und beendete noch die 25. überarbeitete Auflage seines Werkes.

Die Methode, die er entwickelt hatte, nannte er „Biochemie". Er prägte den Begriff im Sinne seiner Heilweise. Die moderne naturwissenschaftliche Biochemie entwickelte sich unabhängig und ohne Bezug zu Schüßlers Arbeiten.

Bedeutung des Wortes „Biochemie"

„Bios" bedeutet auf Deutsch „Leben" und „Chemie" die Wissenschaft der Elemente. Nach Kurt Hickethier (Begründer der Antlitzdiagnose, 1891–1958) bezeichnet Biochemie die „Lehre von der stofflichen Zusammensetzung der Lebewesen und ihren zur Lebensbejahung notwendigen Stoffumwandlungen und Stoffergänzungen. Kurz sagen wir: Lebenssalzkunde".

Diese Aussage beruht auf der Tatsache, dass in allen lebenden Organismen Mineralstoffe enthalten sind. Sie sind lebensnotwendig und Grundlage unseres Stoffwechsels. Die Mineralstoffe sind auch Voraussetzung für die Weiterleitung von Nervenimpulsen, für die Muskelkontraktion und Bestandteil von organischen Verbindungen wie Enzymen, Hämoglobin und energiereichen Verbindungen wie dem ATP (Adenosintriphosphat).

Biochemie als natürliche Heilweise

Schüßler hatte als Erster die Notwendigkeit einer ausreichenden und vor allem richtigen Mineralstoffzufuhr in den menschlichen Körper erkannt, propagiert und ihre Bedeutung für die Zukunft der Menschen vorausgesehen.

Die Biochemie nach Dr. Schüßler ist eine Heilweise, die auf der Grundlage allen Lebens aufbaut: auf der Gesundheit jeder einzelnen Zelle. Das biochemische Heilverfahren gründet sich auf die physiologisch-chemischen Vorgänge, die sich im Organismus vollziehen.

Schüßler formulierte hierzu: „Durch mein Heilverfahren werden Störungen, welche in der Bewegung der Moleküle der unorganischen Stoffe des menschlichen Organismus entstanden sind, mittels homogener Stoffe direct ausgeglichen (...)" (Schüßler, Eine Abgekürzte Therapie, Vorwort, 1898).

Wir haben es hierbei mit Stoffen zu tun, wie sie im Körper vorkommen. Deshalb werden sie auch als homogene (gleichartige) Stoffe bezeichnet. Die Schüßler-Salze sollen die Aufnahme und Verwertung der lebensnotwendigen Mineralstoffe im Körper unterstützen und regulieren. So werden die Lebenskräfte des Menschen direkt gestärkt.

Das Gesetz des Minimums

Justus von Liebig, ein Zeitgenosse Schüßlers, entwickelte das „Gesetz des Minimums". Liebig war ein bedeutender Chemiker, der die moderne Agrikulturchemie entwickelte. In seinen Untersuchungen über das Wachstum der Pflanzen stellte er fest, dass das Gedeihen der Pflanze immer von dem Stoff abhängig ist, der am wenigsten vorhanden ist. Wird dieser Stoff ausreichend nachgedüngt, kann die Pflanze wachsen. Werden der Pflanze bis auf diesen einen mangelhaft vorhandenen Stoff alle Stoffe ausreichend zur Verfügung gestellt, bleibt sie kümmerlich.

Sehr anschaulich lässt sich das am Wasserfassmodell darstellen, das Kurt Hickethier entwickelt hat:

Es handelt sich um ein Wasserfaß, das durch Witterungseinflüsse usw. den oberen Teil einiger Dauben verloren hat. Es ist von vornherein klar, daß die Höhe des Wasserstandes sich immer nach der kürzesten Daube richtet. Bessern wir nun die Daube „d" so aus, daß sie bis zum Rand reicht, dann wird der Wasserstand immer noch nicht besonders angehoben, weil das Wasser über die Daube „e" läuft.

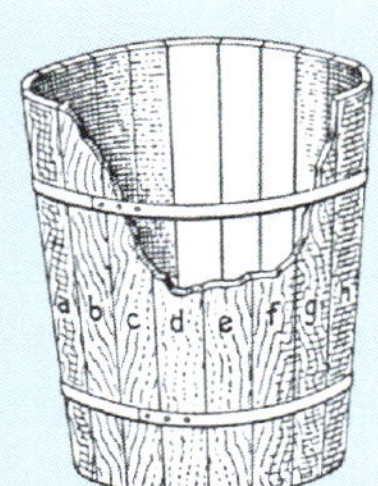

Werden alle Dauben aber gleichzeitig aufgefüllt, dann kann das Wasser steigen. Was am Beispiel das Wasser ist, vergleichen wir mit unserer Gesundheit. Die einzelnen Faßdauben stellen die erforderlichen Nährstoffe dar. (Hickethier, Kurt; Lehrbuch der Biochemie, S. 15).

Das Wachstumsprinzip nach Justus von Liebig ist auf den Menschen übertragbar. Fehlt ein Mineralstoff, so kann der Mensch seine volle Vitalität nicht entfalten. Je stärker der Bedarf an einem Mineralstoff, umso wichtiger wird es, diesen einen Mineralstoff ausreichend in einer entsprechend hohen Dosierung zu geben. Fehlen mehrere Mineralstoffe, müssen diese nach Bedarf in einem ausgewogenen Verhältnis gleichzeitig gegeben werden.

Diese Grundlagen übertragen wir auf die Anwendung der Schüßler-Salze:

1. Je gesünder ein Mensch ist, desto mehr körperliche Funktionen können gleichzeitig angeregt werden, desto mehr verschiedene Schüßler-Salze können genommen werden.
2. Je kränker und belasteter ein Mensch ist, umso wichtiger ist die Auswahl des notwendigen Schüßler-Salzes und dann die entsprechend ausreichend hohe Dosierung.
3. In akuten Situationen zeigt sich ein hoher Bedarf an einem oder wenigen Mitteln. Einnahmepläne oder Kuren werden jetzt unterbrochen. Jetzt wird das Schüßler-Salz in ausreichender Dosierung genommen, das sich am deutlichsten zeigt. Wenn Sie beispielsweise eine Stoffwechselkur durchführen und Halsschmerzen bekommen, wird alle 5–15 Minuten eine Tablette Nr. 3 Ferrum phosphoricum gelutscht. Die Einnahme der anderen Salze wird in dieser Phase ausgesetzt.

Mineralstoffe sind wichtig für die Zellgesundheit

Schüßler wusste, dass ein stabiler Mineralsalzgehalt der Zelle Voraussetzung für die Gesundheit des Menschen ist.

Die Einheit einer Zelle ist unvorstellbar klein. 100.000 Zellen brauchen nicht mehr Raum, als ein Stecknadelkopf groß ist. Der menschliche Körper besteht aus bis zu 100 Billionen Zellen. Ganz genau wissen wir das nicht. Bekannt sind nur die genauen Angaben für einzelne Organe. So besteht das Gehirn aus 20 Milliarden Zellen. Es sterben permanent Zellen ab und gleichzeitig werden neue gebildet. Diese Vorgänge sind abhängig davon, dass die lebensnotwendigen Mineralstoffe ganz bestimmte Verbindungen eingehen. So ist Calcium in Verbindung mit Phosphor eine aufbauende Verbindung und Calcium in Verbindung mit Sulfur eine ausscheidungsfördernde Verbindung. In der Nahrung oder im Wasser sind die Mineralstoffe sehr komplex aneinander gebunden. Sie müssen erst im Magen-Darm-Trakt aufgespalten werden.

Schüßler kannte als erfahrener Homöopath die Möglichkeiten der Verdünnung und Verreibung. Durch die Verdünnungs- und Verreibungsvorgänge werden die Mineralsalzmoleküle vereinzelt und fein verteilt. Diese Verdünnung ermöglicht gleichzeitig die Aufnahme der Mineralsalze über die Mundschleimhaut. Das hat den Vorteil, dass die Mineralsalze nicht über den Magen aufgenommen werden müssen, wo die aggressive Magensäure die Aufnahme verändern oder sogar verhindern kann.

Ein weiterer Vorteil der Verdünnung besteht darin, dass keine Überdosierung möglich ist! Große Mengen an Mineralstoffen können schädlich sein: Eine übermäßige Zufuhr von Calcium kann zu Nierensteinen führen. Zuviel Eisen kann Herz, Leber und Bauchspeicheldrüse schädigen. Ein Zuviel an Zink stört den Kupferstoffwechsel und hemmt dadurch die Eisenverwertung im Körper. Eine überhöhte Zufuhr von Natrium (z. B. durch Kochsalz) verdrängt Kalium und kann so den Wasserhaushalt und den Blutdruck belasten.

Mit den Schüßler-Salzen nach Dr. Schüßler werden dem Körper in einer verdünnten Form Mineralstoffe zugeführt, die keinen Reiz auf den Körper ausüben, weil sie Stoffe sind, wie sie im Körper vorfindbar sind. Bei den Schüßler-Salzen sind jeweils ein basisches und ein saures Element miteinander verbunden (z. B. Natrium phosphoricum: Natrium = Base, Phosphor = Säure). Der Organismus muss diese Kombinationen nicht aus Einzelelementen zusammenfügen.

Wie wirken die Schüßler-Salze?

Meine These ist: Schüßler-Salze bringen ein Ordnungsprinzip in den „chaotischen" Ablauf unseres Körpers. Die Biochemie nach Dr. Schüßler ist eine ORDNUNGSTHERAPIE.

Die folgenden Gedanken basieren wesentlich auf den Arbeiten des Physikers Ulrich Warnke („Quantenphilosophie"). Wir und alle andere Materie bestehen zu mehr als 99,999999999 % aus masseleerem „Vakuum". Nur 0,000000001 % unseres Körpervolumens ist Masse. Positive Energie stellt Ordnung her und erschafft bei zufließender Information Form/Struktur/Gestalt. Die biochemischen Funktionsmittel geben im Körper eine spezifische positive Ordnung vor, die dann wie ein Tropfen auf das Wasser fällt und ihre Kreise zieht.

Stellen Sie sich einen Kiosk vor, an dem viele Menschen etwas gleichzeitig kaufen wollen. Stehen bereits mehrere Menschen in der Schlange, werden sich die nachfolgenden ebenfalls anstellen. Steht ein Knäuel an Menschen vor dem Kiosk, werden sich die nachfolgenden ebenfalls irgendwie in die Masse einreihen.

Wie bereits beschrieben sind die Schüßler-Salze durch ihre spezifische Zubereitung direkt als Mineralstoffverbindung über die Mundschleimhaut aufnehmbar – bioverfügbar. Durch die Verreibung der Ausgangsmineralstoffe mit Milchzucker werden die komplexen Verbindungen der Mineralstoffe förmlich zersprengt. Hierbei geht es NICHT darum, eine bestimmte Menge an Mineralstoff zuzuführen, sondern ausschließlich um die spezifische Mineralstoffverbindung und die Qualität der Zubereitung, die die unmittelbare Aufnahme und das „Erkennen" im Körper ermöglicht.

Mineralstoffe: Baumaterial und Funktionsmittel

An jedem nur denkbaren Prozess, der im Körper abläuft, sind Mineralstoffe beteiligt, z. B. Muskelbewegungen, Knochenaufbau, Herzaktivität, Blutbildung, Wachstum. Im Gegensatz zu Vitaminen, die biochemische Reaktionen im Körper steuern, ohne dass sie dabei selbst verbraucht werden, werden Mineralstoffe häufig in chemische Verbindungen des Körpers eingebaut. Da Mineralstoffe über den Stuhl, den Urin und besonders über den Schweiß ausgeschieden werden, erklärt sich der in Abhängigkeit von der Art, Dauer und Intensität einer Belastung sowie von den Umgebungsbedingungen teilweise erhöhte Bedarf. Ein solcher Mehrbedarf entsteht immer dann, wenn im Körper ein gesteigerter Umsatz stattfindet. Dies gilt besonders für Stresssituationen, körperliche Belastungen, Erkrankungen, Wachstumsphasen, in der Schwangerschaft und Stillzeit und bei allgemein schlechten Ernährungsgewohnheiten. Bei zu geringer Zufuhr an Mineralstoffen treten typische Mangelerscheinungen auf, aber auch die zu hohe Zufuhr der an sich nützlichen Verbindungen kann schädlich sein und zu gesundheitlichen Problemen führen. Nur ein Teil der Mineralstoffe und Spurenelemente wird allerdings als „essentiell" (lebenswichtig) bezeichnet.

Die mineralischen Elemente sind als freie Ionen einerseits wesentliche Bestandteile der intra- und extrazellulären Flüssigkeiten, andererseits stabilisieren sie in gebundener Form organische Substanzen wie zum Beispiel Enzyme oder unsere Erbsubstanz, die DNA. Zudem bilden sie in Verbindung mit organischem Material wesentliche Stützstrukturen aus.

Beispielsweise kommt ein Großteil des im Körper vorhandenen Calciums, immerhin durchschnittlich ein Kilogramm, in den Knochen und Zähnen als Calciumphosphat gebunden vor. Calcium-Ionen wiederum spielen u. a. eine wichtige Rolle als Faktor bei der Blutgerinnung und bei der neuromuskulären Erregbarkeit. Bereits Schüßler differenzierte die Funktionsbereiche der Mineralstoffe und stellte fest: **Baumaterial sind sie durch ihre Masse, Funktionsmittel durch ihre Qualität** (Begriffsklärung: Baustoff = Menge, Masse/ Funktionsmittel = Funktion als Ionen).

Schüßler-Salze als Nahrungsergänzung?

Das häufigste Missverständnis: Schüßler-Salze werden als Nahrungsergänzung betrachtet.

Schüßler-Salze enthalten nur Spuren von Mineralstoffen. Sie sind biochemische Funktionsmittel, die die Körperfunktionen anregen und keinesfalls Nahrung ergänzende Mittel. Im Gegenteil: Wer durch eine unzureichende Ernährung einen Mangel an Mineralstoffen erleidet, die als Baustoff (= Quantität) im Körper vorhanden sein müssen, kann diese nicht mit den Mineralstoffen nach Dr. Schüßler ausgleichen. Ein Gramm Calcium wird von der Deutschen Gesellschaft für Ernährung (DGE) zur täglichen Aufnahme empfohlen. In der Verdünnung, die der D 6 vom Schüßler-Salz Nr. 2 Calcium phosphoricum entspricht, kommt eine Tonne Milchzucker auf ein Gramm Ausgangsmineralstoff.

Die Mineralstoffe nach Dr. Schüßler sind also kein Ersatz für die Zufuhr notwendiger Mineralstoffe über die Nahrung oder sogar notwendiger Mineralstoffpräparate (beispielsweise bei Eisenmangelanämie). Hierzu müssten täglich Tonnen der Mineralstofftabletten zugeführt werden. Schüßler-Salze sind Betriebsstoffe, die durch ihre spezifische Zubereitung die Qualität bieten, die für die Aufnahme notwendig ist. Sie zielen auf den Ausgleich der Mineralstoff-Ionen innerhalb und außerhalb der Zelle und regulieren hierüber den Mineralstoffhaushalt. Sie eignen sich als ideale Begleitung einer Einnahme konzentrierter Mineralstoffpräparate.

Die Problematik einer hoch dosierten Mineralstoffzufuhr war Schüßler bereits bekannt. Heute ist die Kenntnis wesentlich differenzierter und wissenschaftlich belegt. Ein Zuviel an Zink stört beispielsweise den Kupferstoffwechsel und hemmt dadurch die Eisenverwertung im Körper. Diese Folgen können mit der Einnahme der Mineralstoffe nach Dr. Schüßler aufgrund der Verdünnung nicht entstehen. Aus ärztlicher Sorgfalt ging Schüßler der Frage nach, wie die Mineralstoffe dem Organismus ohne Schäden, aber zum Nutzen der Gesundheit zugeführt werden können.

Wenn Sie z. B. ein Calcium-, Magnesium- oder Eisenpräparat nehmen (müssen), sollten Sie die Aufnahme mit den entsprechenden Schüßler-Salzen unterstützen. Umgekehrt ist es aber nur in Ausnahmefällen notwendig, bei der Einnahme der Schüßler-Salze grobstoffliche Mineralstoffpräparate zu ergänzen.

Die Wirkung an Beispielen:

1. Mein Neffe hatte als Kind einen starken Eisenmangel, der trotz monatelanger Einnahme eisenhaltiger Präparate nicht dauerhaft besser wurde. Erst nachdem er zusätzlich Nr. 3 Ferrum phosphoricum D 12 mit 20 Tabletten über den Tag verteilt einnahm, besserte sich der Wert im Blut, vor allen Dingen überwand er endlich seine Müdigkeit. Die längere Einnahme von Nr. 3 konnte dies stabilisieren, sodass keine weiteren Eisenpräparate notwendig wurden. Das entlastete ihn sehr, denn die Eisenpräparate hatten seinen Magen stark belastet. Wird bei einer Blutuntersuchung ein Eisenmangel festgestellt,

muss ein eisenhaltiges Präparat genommen werden. Vielfach kommt es zunächst zu einer Besserung des Blutwertes. Nach Absetzen des Präparates sinkt leider der Wert häufig wieder ab und es zeigt sich, dass der Körper das Eisen nicht „halten" konnte. Die Einnahme von Nr. 3 Ferrum phosphoricum D 12 hat sich in diesen Fällen sehr bewährt. Offenkundig wird der Körper dabei unterstützt, das zugeführte Eisen besser aufzunehmen und zu verwerten.

2. Wahrscheinlich haben Sie in Ihrem Leben auch einmal eine versalzene Speise zu sich genommen. Nach der Aufnahme einer übermäßigen Menge Salz entsteht Durst. Dies ist eine natürliche Reaktion des Körpers, um mit einer erhöhten Flüssigkeitszufuhr die Salzkonzentration zu verdünnen. In dieser Situation könnten Sie – als Experiment – das Schüßler-Salz Nr. 8 Natrium chloratum zu sich nehmen. Der Durst verschwindet! Der Körper hat durch die Aufnahme des Betriebsstoffes die Möglichkeit bekommen, das Zuviel an Kochsalz zu steuern.

3. Wenn der Organismus nicht mehr in der Lage ist, den Baustoff Calcium zu steuern. Es kommt zu Ablagerungen an den Knochen und/ oder zu Steinbildungen in den Organen Galle und Nieren. Ich habe einen achtjährigen Jungen in der Beratung begleitet, der seit seinem fünften Lebensjahr an Nierensteinen litt. Er trank leidenschaftlich gern Milch und die Mutter achtete wegen der Zähne besonders auf eine calciumreiche Ernährung. Er zeigte einen extremen Bedarf an Nr. 2 Calcium phosphoricum. Nachdem er mit den Mineralstoffen nach Dr. Schüßler versorgt und seine Ernährung umgestellt worden war, verschwanden seine Beschwerden. Nach einem halben Jahr waren keine Steine mehr feststellbar und das ist bis heute auch so geblieben.

Die Ernährung oder Nahrungsergänzung versorgen den Körper mit der notwendigen Menge an „Baustoff". Schüßler-Salze unterstützen die Aufnahme und Verwertung der Mineralstoffe und deren Funktionen im „Betrieb" des Körpers.

Welche Darreichungsformen der Schüßler-Salze gibt es?

Die biochemischen Funktionsmittel werden als Pulver (Trituration), Tabletten oder als alkoholische Lösung (Dilution) angeboten.

Die häufigste Einnahmeform ist wegen der praktischen Dosierung die Tablettenform. Mineralstofftabletten nach Dr. Schüßler sind apothekenpflichtige Arzneimittel, die nach den Vorgaben des homöopathischen Arzneibuchs (HAB) hergestellt werden und daher nur in Apotheken erhältlich sind. Trägerstoff der Tabletten ist nach dem HAB immer Laktose

(Milchzucker). Die Anwendung in Form von Globuli hat sich in der Biochemie nach Dr. Schüßler nicht bewährt, da die Wahrscheinlichkeit einer erfolgreichen Anwendung zu gering ist. Auf die Globuli (= Zuckerkügelchen) werden nur Spuren der alkoholischen Lösung aufgebracht. Um die Menge an Wirkstoff einer biochemischen Tablette zu verabreichen, müssten tausende Globuli in einer Gabe verabreicht werden.

In der Biochemie nach Dr. Schüßler ist jedoch im Unterschied zur Homöopathie die ausreichende Gabe wesentlich für die erfolgreiche Anwendung. Wenn Sie den Milchzucker meiden wollen oder müssen, nutzen Sie die alkoholische Lösung und lassen sich zur individuellen Dosierung und Anwendung beraten. Ausgebildete Fachberater/innen „Schüßler-Salze" finden Sie in der Datenbank des Institutes: www.schuesslersalzberatung.de.

Die Antlitzanalyse

Die Antlitzanalyse ist ein Instrument der Biochemie nach Dr. Schüßler, um die notwendigen Schüßler-Salze für die betreffende Person optimal zu bestimmen. In der Antlitzanalyse wird der Zustand der Haut (Färbungen, Turgor = Spannung, Hautstrukturen, Falten) als Hinweis auf den Versorgungszustand des betreffenden Menschen an biochemischen Funktionsmitteln hinzugezogen.

Für viele Menschen ist es sehr geheimnisvoll, fast unheimlich, dass an ihrem Gesicht erkannt werden kann, was sie benötigen. „Was sehen Sie denn bei mir?", werde ich häufig gefragt. Ich erkläre dann, dass aus den vielen praktischen Erfahrungen im Umgang mit Schüßler-Salzen über die Jahrzehnte eine Kenntnis darüber entwickelt wurde, welche Anhaltspunkte im Gesicht einen bestimmten Bedarf anzeigen.

Auf welchen Grundlagen wurde die Antlitzanalyse entwickelt?

Schüßler hat die Menschen, die er als Arzt mit den Schüßler-Salzen behandelte, sehr genau beobachtet. Ihm fiel auf, dass bestimmte Zeichen im Gesicht auf ganz bestimmte Mineralsalze hinwiesen (z. B. das „Kochsalzgesicht") und sich nach Gaben der jeweiligen Mineralsalze im Gesicht Veränderungen vollzogen. Er wies auch darauf hin, dass durch das Studium des Gesichts verborgene Krankheiten erkannt werden könnten. Seine Aufforderung, eine „Antlitzdiagnose" zu entwickeln, wurde von Kurt Hickethier (1891–1958) aufgegriffen. Kurt Hickethier hatte mit den Mineralstoffen nach Dr. Schüßler Beschwerdefreiheit bei seiner schweren Erkrankung (Bechterew'sche Krankheit) erreicht. Er beschäftigte sich fortan mit den Schüßler-Salzen, aber auch mit anderen Möglichkeiten der Gesundheitsförderung.

In seiner vielfältigen Praxis und mit erstaunlicher Beobachtungsgabe stellte er für elf Mineralstoffverbindungen Anzeichen im Gesicht fest. Die besonderen Möglichkeiten der Antlitzdiagnose sah er in der Beantwortung der Frage: „Was fehlt mir?" Die Lehre Schüßlers erweiterte er auch um die Dimension der Gesundheitsprophylaxe, insbesondere in der Sorge um die Kinder. „Somit soll es unser Bestreben sein, nicht nur abwehrend und beseitigend, sondern vor allem vorbeugend zu wirken im Kampf zwischen Leben und Tod" (Kurt Hickethier). Er betonte die Chancen der Antlitzdiagnostik für eine „uneingeschränkte Gesundheitspflege der Kinder", um etwaige Leiden und Störungen abzuwenden. Heute ist die Aufforderung Hickethiers „Lest es vom Gesicht ab, was euch und euren Lieben fehlt!" aktueller denn je.

Wegweiser zum notwendigen Schüßler-Salz

Die Antlitzanalyse ist eine hervorragende Möglichkeit, die Einnahme der Schüßler-Salze genau auf eine Person abzustimmen. In der Antlitzanalyse achten wir auf Färbungen, Strukturen, Falten der Gesichtshaut und andere Veränderungen im Gesicht. Für jedes Schüßler-Salz und mittlerweile auch für die Erweiterungsmittel gibt es Zeichen. Lange bevor sich Krankheiten zeigen, werden die Bedarfe im Gesicht anhand der antlitzanalytischen Kennzeichen deutlich. Die Antlitzanalyse ist daher ideal einsetzbar in der Gesundheitsprophylaxe!

Ich spreche bewusst nicht von Diagnose, denn mit diesem Wort wird allgemein die Möglichkeit verbunden, eine Aussage über die Verfasstheit oder Störungen der Organe zu treffen. Zeigt das Gesicht z. B. einen Bedarf an Nr. 6 Kalium sulfuricum an, kann keine Aussage darüber gemacht werden, ob die Bauchspeicheldrüse, deren Betriebsstoff Nr. 6 ist, geschädigt ist.

Das Gesicht drückt die Befindlichkeit des Menschen deutlich aus. Die Gesichtshaut als sensibelster Bereich des Körpers wird am meisten durchblutet. Sie ist allen äußeren Bedingungen ausgesetzt wie z. B. dem Regen, der Sonne, dem Wind. Sie gibt Hinweise auf die innere Verfasstheit des Menschen.

Wir alle beschäftigen uns mit Gesichtern. Sie haben sicherlich schon einmal das Erlebnis gehabt, einen Menschen zu treffen und zu denken: Der sieht aber alt aus. Was haben Sie gesehen? Vielleicht war die Haut welk und voller Falten. Auf jeden Fall haben Sie wahrgenommen, dass die Verfasstheit des Gesichts und seiner Haut nicht dem biologischen Lebensalter entsprach. Sie wussten nur nicht, warum, und was fehlt. Mit der Antlitzanalyse haben Sie die Möglichkeit, eine Antwort auf diese Fragen zu geben.

Es ist grundsätzlich für jeden Menschen möglich, die Antlitzanalyse zu erlernen, so wie jeder Mensch Lesen und Schreiben erlernen kann. Nicht jeder Mensch wird eine Leseratte, nicht jeder Mensch wird Schriftsteller. Sie können sich Grundkenntnisse aneignen, die für Ihren täglichen Bedarf von Nutzen sind. Wenn Sie eine maßgeschneiderte Einnahmeempfehlung mit Antlitzanalyse wünschen oder spezifische Probleme haben, können Sie ausgebildete und erfahrene Beraterinnen und Berater aufsuchen. Die Datenbank finden Sie auf der Internetseite:

www.schuesslersalzberatung.de.

Bei den einzelnen Schüßler-Salzen werden die antlitzanalytischen Kennzeichen beschrieben. Schauen Sie Ihr Gesicht mit neuen Augen an!

Dosierung der Schüßler-Salze

Grundsätzlich bestimmt der Bedarf die Dosierung der Schüßler-Salze. Um den Bedarf optimal zu ermitteln, werden die persönlichen Bedürfnisse, Störungen und die Bedarfszeichen im Gesicht einbezogen und abgewogen.

Die Angaben zur Dosierung der Schüßler-Salze sind oft verwirrend.

Es gibt Grundregeln für die Dosierung, die sich aus der Auswertung unzähliger

Fallbeispiele ergeben und in der Praxis bestätigt haben:

- Prophylaxe: 3–5 Tabletten am Tag,
- Akute Störungen: Alle 5–15 Minuten eine Tablette im Mund zergehen lassen,
- Chronische Fälle und Kuranwendungen: 7–10 Tabletten am Tag.

Bei Schüßler-Salzen in Pulverform entspricht 1g ca. 4 Tabletten.

Die Dosierung der alkoholischen Lösung sollte individuell abgestimmt werden. Eine Umrechnung der Tabletten ist nicht sinnvoll. Allgemein werden zu Beginn je ausgewähltem Mittel drei- bis fünfmal 5–15 Tropfen am Tag genommen.

Hierbei ist unbedingt zu beachten:

1. Sensible, ältere und besonders belastete Menschen sollten mit einem Drittel der angegebenen Dosierung beginnen. Die Dosierung wird langsam im Rhythmus von sieben Tagen um je eine Tablette gesteigert. Stellt sich der gewünschte Erfolg ein, wird die Dosierung nicht weiter gesteigert.

2. Je gesünder der Mensch, umso mehr verschiedene biochemische Mittel kann er gleichzeitig nehmen. Je kränker der Mensch ist, umso weniger verschiedene Mittel sollte er nehmen und umso umsichtiger muss die Dosierung abgestimmt sein.

3. Schüßler-Salze, bei denen Ausscheidungsreaktionen zu erwarten sind (Nummern 6, 11, 12) sollten außer in akuten Situationen generell einschleichend dosiert werden. Das bedeutet, dass mit 1–3 Tabletten am Tag begonnen wird und die Einnahme alle fünf Tage um je eine Tablette gesteigert wird, bis die gewünschte Dosierung erreicht wurde. Dies gilt NICHT für akute Situationen. Wenn Sie beispielsweise bei einer Erkältung Nr. 6 Kalium sulfuricum wegen des gelben Schleims als Mittel wählen, sollten Sie alle 5–15 Minuten eine Tablette lutschen, bis eine Besserung eintritt. Wenn Sie Nr. 6 Kalium sulfuricum wegen Pigmentflecken anwenden, müssen Sie mehrere Monate regelmäßig Nr. 6 einnehmen und dann ist eine einschleichende Dosierung auf bis zu 7 Tabletten am Tag empfehlenswert.

4. Das Schüßler-Salz Nr. 1 unterstützt die Regeneration der Bänder. Es sollte ebenfalls einschleichend dosiert werden, wenn bereits chronische Probleme mit den Bändern, Gelenken oder Bandscheiben vorliegen, da eine starke Anregung als unangenehm oder sogar schmerzhaft wahrgenommen werden kann.

Säuglinge können die Schüßler-Salze auf verschiedene Weise bekommen. Man kann sie mit abgekochtem Wasser auflösen und mit einer Pipette vorsichtig in den Mund träufeln. Oder sie werden als Brei angelöst und in kleinsten Mengen in den Mundwinkel gegeben. Die biochemischen Tabletten können dem Fläschchen beigemengt werden, dann ist die Wirkung – wenngleich schwächer – auch vorhanden. Es empfiehlt sich hierbei, die biochemischen Tabletten vorher in abgekochtem Wasser aufzulösen.

Insbesondere bei Säuglingen kann die äußere Anwendung zusätzlich genutzt werden. Die biochemischen Tabletten können dem Badewasser zugefügt oder bei Bauchkrämpfen als Kompresse aufgelegt werden. Kleinkinder und Kinder können die Schüßler-Salze wie oben angegeben lutschen oder aufgelöst trinken.

Die Ergänzungsmittel ab Nummer 13 entsprechen nicht immer den Anforderungen und Kriterien Schüßlers an ein biochemisches Funktionsmittel. Ihre Anwendung erfordert spezielle Sachkenntnis.

Sinnvolle Kombinationen der Schüßler-Salze und ausgewählter Erweiterungsmittel stellen die im Anhang aufgeführten Einnahmepläne dar.

Ganzheitliche Gesundheitspflege

Nehmen wir noch einmal das Bild des Bauwerkes. Die Mineralstoffe nach Dr. Schüßler unterstützen unseren Bedarf an Betriebsstoffen. Was aber, wenn die Arbeiter auf der Baustelle zwar Maschinen und Bindemittel haben, jedoch keinen Baustoff? Wir brauchen auch Fenster und ein Dach. Das Haus will eingerichtet sein mit Mobiliar. Wir wollen Strom und Wasser. Und wir gestalten mit Bildern und Gardinen unsere Räume. Die Liste ließe sich weiter fortsetzen.

Beim genaueren Hinsehen zeigt sich, dass für unser Bauwerk viele unterschiedliche Dinge berücksichtigt werden müssen. Der Mensch ist ein vielschichtiges Wesen. Unsere Vitalität ist von der Gesamtheit unseres Lebens abhängig. Mit den Schüßler-Salzen habe ich selbst die Kraft bekommen, andere Ebenen anzuschauen, zu überprüfen, zu verändern.

Die Mineralstoffe nach Dr. Schüßler können die Kraft geben, Veränderungen auf anderen Ebenen des Lebens anzugehen. Sie sind somit Anfang oder Beitrag eines Gestaltungsprozesses, der neue Lebensqualität in sich birgt.

Im Folgenden werden Eckpunkte einer ganzheitlichen Gesundheitspflege dargestellt, die sich als wesentlich herausgestellt haben. Mit Beachtung dieser Eckpunkte können wir die Bedingungen verbessern, die Grundlage einer optimalen Wirkung der Schüßler-Salze sind.

Ernährung

Die Ernährung ist das Fundament und liefert die Baustoffe und weitere Materialien für unser Bauwerk! Die einfachste Art, Mineralstoffmängeln vorzubeugen und die Einnahme der Schüßler-Salze nach Dr. Schüßler zu optimieren, ist eine ausgewogene und vollwertige Ernährung. Eine einseitige Mangelernährung gibt nicht, sie nimmt dem Körper. Zudem sollte das Essen, das wir zu uns nehmen, unsere Sinne anregen und vor allem: schmecken!

Es gibt nicht die (!) richtige Ernährung, aber Grundregeln der Ernährung. So individuell wie der Mensch ist, so sollte auch seine Ernährung ihm entsprechen. Oft entwickeln sich ungesunde Bedürfnisspiralen wie z. B. durch die übermäßige Zufuhr von einfachem Industriezucker. Der Weg zwischen Magen und Mund scheint oft das Gehirn, das Bewusste, auszuschließen. Einmal unterbewusst gespeichert, dass die Schokolade Entlastungsgefühl in Stresssituationen bringt, greifen Menschen immer wieder gierig zur Schokolade.

Einen Ausweg aus der Spirale findet der Mensch, der nun bewusst den Bedürfnissen seines Körpers nachgeht und diesen gerecht wird, indem er beispielsweise in diesem Fall die Nr. 7 Magnesium phosphoricum nimmt, Schritt für Schritt die Ernährung umstellt und nach neuen Möglichkeiten der Stressbewältigung sucht. Auf diese Weise können gesundheitsfördernde Ernährungsgewohnheiten im Alltag Platz finden.

Ich selbst halte nicht viel von einengenden Plänen und Vorschriften, da diese die Gestaltungsfreude hemmen und daher in der Regel nur kurzfristig befolgt werden. Besser sind Grundregeln, die jedem Menschen ermöglichen, eine individuelle und langfristige Anpassung vorzunehmen.

Fünf Punkte, die weiterhelfen:

1. **Achten Sie auf eine breite Auswahl der verschiedensten Nahrungsmittel!**
   Vor allem die richtige Zusammensetzung der Nahrung ist entscheidend: eine ausreichende Versorgung mit Vitaminen und Mineralstoffen, verbunden mit dem richtigen Verhältnis an Grundnährstoffen (Kohlenhydrate, Eiweiße, Fette), kombiniert in einer vollwertigen Mahlzeit. Der Eiweiß- und Fettbedarf sollte in erster Linie über pflanzliche, nicht über tierische Produkte gedeckt werden.
   Kohlenhydrate sollten beim gesunden Menschen mit 50 % an der Nahrung beteiligt sein. Sie liefern dem Körper die nötige Energie und verbleiben auch am längsten im Körper. Gerade bei Kohlenhydraten gibt es große Unterschiede, was den Vitalstoffgehalt angeht. Mindestens 30 % sollten in Form von naturbelassener Rohkost verzehrt werden. Langkettige Kohlenhydrate, die in Kartoffeln, Vollkornprodukten, Gemüse oder Salat enthalten sind, sind empfehlenswert.
   Genussmittel wie Süßigkeiten, Alkohol, gezuckerte Getränke und alle mit raffiniertem Zucker versetzten Lebensmittel enthalten zwar Energie, aber keine Vitamine, Mineralstoffe und Spurenelemente. Sie sollten die Ausnahme von der Regel sein und im täglichen Speiseplan nicht auftauchen. Gleiches gilt für durch Zusätze veränderte Kohlenhydrate, die beispielsweise in mit Weißmehl produzierten Backwaren enthalten sind, oder für polierten Reis. Diese einfachen Kohlenhydrate führen zu einer hohen Insulinausschüttung und in der Folge wird mehr Fett in die Fettzellen transportiert und der Fettabbau insgesamt gehemmt. Fette sollten höchstens 35 % unserer Nahrung ausmachen. Man unterscheidet gesättigte und ungesättigte Fettsäuren. Gesättigte Fettsäuren befinden sich hauptsächlich in tierischen Fetten und sind zudem in vielen Nahrungsmitteln „versteckt" (Schokolade, Plätzchen, Wurstwaren, Käse etc.). Im Übermaß verzehrt, schädigen sie den Körper.
   Dagegen ist die Aufnahme mehrfach ungesättigter Fettsäuren, die z. B. in großen Mengen in Fisch enthalten sind, wichtig. Hochwertige Öle können mit der täglichen

Nahrung zugeführt werden. Verwenden Sie unterschiedliche Öle (Olivenöl, Sojaöl, Distelöl, Rapsöl ...), um unterschiedliche ungesättigte Fettsäuren aufzunehmen.

Ähnlich wie es bei Fetten der Fall ist, wird auch Eiweiß dem Körper häufig in zu hohen Mengen und vor allem über tierische Nahrungsmittel zugeführt. Idealerweise sollte Eiweiß mit 15 % an unserer Nahrungszusammensetzung beteiligt sein. Vorzugsweise sollten Sie Ihren Eiweißbedarf mit Fisch, Geflügel, Milchprodukten, Hülsenfrüchten, Kartoffeln und Getreide decken. Vollkornprodukte enthalten mehr Eiweiß als Fleisch!

2. **Nehmen Sie vollwertige und biologische Kost!**
Meiden Sie Lebensmittel, die chemisch behandelt und ihres Nährstoffgehaltes beraubt wurden. Verwenden Sie nach Möglichkeit Nahrung aus biologischem Anbau, frisch und unbehandelt, z. B. Vollwertgetreide (Hirse, Gerste, Hafer), Amaranth, Naturreis, frisches Gemüse, dunkle Blattsalate.
Diese Lebensmittel versorgen uns auch mit Energie, Vitaminen, Mineralstoffen, Faserstoffen.
Nutzen Sie schonende Zubereitungsmethoden wie z. B. das Dampfgaren, um die reichen Inhaltsstoffe der Nahrung zu erhalten. Meiden Sie Zubereitungen in der Mikrowelle, die die Nährstoffe zerstört.
Probieren Sie aus und verwenden Sie vor allem einheimische Lebensmittel je nach Saison.
Vielleicht haben Sie sogar die Möglichkeit, einen kleinen Kräutergarten anzulegen. Frische Kräuter geben dem Essen wunderbare Geschmacksnoten und versorgen uns zugleich mit feinstofflichen Mineralien.

3. **Nutzen Sie das Prinzip „Morgens Schwerverdauliches und zum Abend Leichtverdauliches"!**
Auch unsere Verdauung unterliegt einem Tagesrhythmus. Viele Menschen gewöhnen sich aufgrund ihres hektischen Lebensalltages daran, am Abend eine große Hauptmahlzeit zu sich zu nehmen. Damit überfordern wir unser Verdauungssystem, das am Abend zur Ruhe kommen möchte, genau wie wir selbst. Schauen Sie unter diesem Gesichtspunkt Ihren Arbeitsalltag neu an: Vielleicht können Sie etwas Obst oder Rohkost mitnehmen, vielleicht gibt es eine Aufwärmmöglichkeit ...
Wichtig: Essen Sie keine Rohkost am Abend! Die Nahrung gärt dann im Darm und es entstehen Fuselalkohole, die Leber und Darm belasten.
Essen Sie nicht kurz vor dem Schlafengehen. Nachts braucht der Körper seine Kraft für die Erneuerung und Heilung!

4. Kauen Sie Ihr Essen gründlich!

Wird die Nahrung nicht vollständig gekaut, wird sie auch nicht vollständig verdaut! Die Verdauung beginnt im Mund. Ein gründliches Kauen fördert auch die Herauslösung feinstofflicher Mineralien aus der pflanzlichen Nahrung und ermöglicht die Aufnahme über die Mundschleimhaut. Der Speichel ist alkalisch und der Magen die sauerste Stelle unseres Körpers. Ausreichend Speichel puffert die Magensäure ab und schafft ein ausgeglichenes Magenmilieu. Unterstützt wird dies durch ansprechende Speisen, die uns „das Wasser im Munde zusammenlaufen lassen". Kauen fördert auch die Blutversorgung des Gehirns und trainiert die Muskeln von Mund, Kiefer und Hals.

5. Trinken Sie ausreichend Wasser!

Ganz besonders wichtig ist es, auf eine ausreichende Flüssigkeitszufuhr zu achten! Ein erwachsener Mensch sollte ca. zwei Liter Flüssigkeit am Tag zu sich nehmen. Die genaue Menge ist individuell unterschiedlich. Unser Bedarf verändert sich z. B. im Sommer, wenn wir mehr Flüssigkeit über die Haut ausscheiden. Trinken Sie einfaches Wasser ohne Zusätze, eventuell Mineralwasser, verdünnte Tees.

Ein Problem stellen kalte Getränke dar, die dem Körper zusätzliche Energien abverlangen. Getränke mit Geschmacksstoffen täuschen unser Durstgefühl und wer zu viel trinkt, weil es so gut schmeckt, belastet die Nieren. Probieren Sie einmal abgekochtes heißes Wasser! Es gibt Kraft und Energie!

Hinweis: Eine vollwertige Ernährung ist nicht durch künstliche Präparate zu ersetzen. Die Umstellung der Ernährung ist jedoch sehr anspruchsvoll und gelingt in der Regel nicht in wenigen Wochen. Es gibt zudem Situationen, die den Bedarf an Vitalstoffen erhöhen. Insbesondere der alltägliche Stress durch Beruf und Privatleben, Krankheiten oder auch eine Schwangerschaft zehren an den Kräften. Durch Zusätze veränderte Kost sowie Verarbeitungs- und Zubereitungsformen, die Mineralstoffe zerstören, einseitige Ernährung und vor allem einseitige Diäten können zu erheblichen Mängeln führen. Wenn Sie unsicher sind, ob Sie zusätzliche Vitalstoffe nehmen müssten, lassen Sie sich qualifiziert beraten.

Zahnpflege

Eine wesentliche Voraussetzung, um kauen zu können, ist ein funktionsfähiges Gebiss – und umgekehrt: Das Kauen unterstützt die Erhaltung des Gebisses.

Unsere Zähne, auch die bleibenden, werden bereits in der Schwangerschaft angelegt. Sie bestehen aus Kalzium, Magnesium und weiteren Mineralien. Die Art der Ernährung der Mutter während der Schwangerschaft ist von grundlegender Bedeutung für die Beschaffenheit der Zähne, für die Konstitution. Die Einstellung der Mutter ist für die weitere Entwicklung ebenfalls von grundlegender Bedeutung. Die Kieferentwicklung und optimale Nahrungsaufnahme werden unterstützt durch das Stillen. Später spielen dann die tägliche Ernährung und Zahnpflege eine bedeutende Rolle für den gesunden Erhalt der Zähne. Trotz zahlreicher Prophylaxemaßnahmen und Aufklärungsaktionen in Kindergärten und Schulen ist Karies nach wie vor eine Volkskrankheit. Eine nachhaltige Besserung wird perspektivisch nur über eine Ernährungsumstellung und eine veränderte Lebensweise zu erreichen sein.

Mit dem heutigen Stand wird es wohl wenig Gebisse von über 30-Jährigen in unserer Gesellschaft geben, die keine Füllung, keinen Zahnersatz haben. Die zahnärztlichen Materialien und Methoden haben sich verändert, trotzdem erlebe ich auch Kinder in meiner Beratungspraxis, die Amalgamfüllungen im Mund haben. Hieraus können starke gesundheitliche Belastungen entstehen.

Verschiedene Amalgamfüllungen im Mund (mit einem unterschiedlich hohen Anteil der diversen Metalle) können zu elektrischen Spannungen führen.

Aufgrund der elektrochemischen Spannungsreihe kommt es zu mehr oder weniger hohen Spannungen und über den Speichel zum Stromfluss. Unsere Nervenleitungen funktionieren auch „elektrisch", folglich können Amalgamfüllungen Beschwerden an anderen Stellen des Körpers (Schulter, Gelenke, Organe) auslösen. Es ist auch vorstellbar, dass diese Ströme im Mund die Reizleitung der Nervenübertragung im Gehirn beeinflussen.

Durch die elektrische Spannung im Mund kommt es zur Säurebildung. Der veränderte pH-Wert im Mund ist grundsätzlich problematisch. Durch sauren Speichel können Metall-Ionen (bis zu 32 verschiedene Metalle in einer Füllung, Quecksilberlegierungen u. a. mit Silber, Zinn, Kupfer, Zink, Nickel, Cadmium!) herausgelöst werden. Diese werden über die Mundschleimhaut aufgenommen und führen zu einer schleichenden Vergiftung des Körpers. Geht die Füllung bis an den Nerv, besteht die Gefahr von metallisch-giftigen Ablagerungen an den Nervenleitbahnen.

Tote Zähne, Wurzelreste, schief liegende Weisheitszähne, nicht aus dem Kiefer herausgewachsene Zähne können ebenfalls die körperlichen Kräfte blockieren. Die permanente Belastung durch Säure, Strom und Gift zehrt an den Mineralstoffvorräten. Wir können ohne weiteres von einem Dauerstörfeld sprechen. Für die Gesundung und Gesunderhaltung ist es daher sehr wichtig, Zähne und Gebiss besonders zu beachten und eventuell zu „sanieren". In ganzheitlichen zahnärztlichen Praxen finden Sie hierfür eine kompetente Beratung!

Über die Zähne ergibt sich ein enger Zusammenhang zum Bewegungsapparat:

„Der Mensch besitzt zweiunddreißig Zähne und zweiunddreißig Rückenwirbel. Im Verlauf der Schwangerschaft wandert die eine Reihe dieser kleinen Knochen nach oben in den Mundraum und bildet die Zähne, die zweite Serie nimmt ihren Platz weiter unten ein und formiert sich zur Wirbelsäule. Die Beziehung zur Wirbelsäule bleibt das ganze Leben lang bestehen" (Ohashi, Körperdeutung).

Bewegung

Der Bezug zur Wirbelsäule verweist uns auf die Thematik der Bewegung. Bewegung ist Leben, Leben ist Bewegung! Die Bedeutung körperlicher Bewegung ist allgemein bekannt. „Fitnessbewegungen" wie z. B. das Nordic Walking leben auf und erfassen Teile der Bevölkerung.

Auch für die Aufnahme und Verwertung der Mineralstoffe spielt die Bewegung eine bedeutende Rolle. Calcium z. B. kann im Körper überhaupt nur durch Bewegung „eingebaut" werden. Im Mittelpunkt steht hierbei die Regelmäßigkeit, die Bewegung im alltäglichen Leben.

Ich selbst hatte das Glück, auf dem Land aufzuwachsen. Als Kinder spielten wir jeden Tag draußen, auf den Holzstangen übten wir „Ballett", auf den Bäumen das Klettern. Der sonntägliche Familienspaziergang war selbstverständlich.

Heute leiden viele Kinder unter Bewegungsmangel oder kennen körperliche Bewegung vor allen Dingen über organisierte Kurse, sodass sie nur noch „bewegt werden" und sich nicht selbst bewegen. Computerspiele, Fernseher etc. fördern diese Passivität schon im frühesten Alter. Heute gibt es Störungsbilder aufgrund motorischer Fehlentwicklung, die vor 20 Jahren noch nicht beobachtet wurden. Es ist wichtig, schon ab dem Kleinkindalter die Freude an der Bewegung, vor allen Dingen an der frischen Luft, zu fördern. Zum Beispiel mit

- einem Spaziergang im Wald: Hierbei können die Sinne gleichzeitig trainiert werden. Was sehe ich für Farben? Welche Geräusche höre ich? Was rieche ich?
- Hüpfspielen: Sie fördern die motorische Geschicklichkeit und unterstützen die Entwicklung des Gehirns.
- einem Trampolin, einer Kletterwand im Zimmer.

Neue Bewegungen können im alltäglichen Leben eingeführt werden: einen Weg zu Fuß gehen, anstatt mit dem Auto zu fahren, das Fahrrad nutzen, den Körper bewusst ausstrecken. Schauen Sie sich Ihren Alltag unter diesem Gesichtspunkt genauer an! Sie werden sicherlich Ansatzpunkte für die eigene Veränderung finden!

Der tägliche – auch kurze – Spaziergang bringt auch Erholung für Psyche und Geist.

Psychisches Wohlbefinden

Bei einer ganzheitlichen Betrachtung gehören körperliche und seelische Pflege gleichberechtigt zur Gesundheitspflege. Aus der Vielzahl der damit verbundenen Aspekte sind zwei besonders hervorzuheben:

1. **Die Lebenseinstellung**
   Unser Wohlbefinden ist abhängig von der Einstellung, mit der wir Lebensumstände gestalten. Ist das Glas halb voll oder ist es halb leer? Vertraue ich auf eine Lösung oder verzweifle ich? Eine negative, pessimistische Lebenseinstellung belastet die körperlichen Kräfte, z. B. Blutdruck, Verdauung, Magen, und damit auch unsere Mineralstoffvorräte.

2. **Der Wechsel zwischen Spannung und Entspannung**
   Eine gute Versorgung mit Mineralstoffen ist die Voraussetzung dafür, dass die Zellen ihr eigenes Schwingungsfeld aufbauen können. Organe und andere Körperteile ergeben gemeinsam ein körpereigenes Schwingungsfeld.
   Stress und Reizüberflutung bringen die natürlichen Schwingungen unseres Körpers aus dem Takt! Eine Stunde Fernsehen z. B. benötigt sechs Stunden Regenerationszeit für das Gehirn.

Hinweis: Leichte Reize fachen die Lebenskraft an, mittlere Reize verstärken die Lebenskraft, starke schwächen und extrem starke lähmen sie (Arndt-Schulz'sches Reizgesetz).

Jeder Mensch hat einen individuellen Rhythmus! Das Herz wird in seinem schwingenden Rhythmus über das vegetative Nervensystem gesteuert. In einem entspannten Zustand dominiert der Parasympathikus und das Herz folgt dem Rhythmus des Atems. Im Stress dominiert der Sympathikus und der Herzschlag folgt den Rhythmen des Blutdrucks und der peripheren Gefäßdurchblutung.

Um gesund zu bleiben, brauchen wir ein Gleichgewicht im Tagesablauf zwischen Spannung und Entspannung. Auch hierbei geht es wieder um die Veränderung im alltäglichen Leben, die Schritt für Schritt das Wohlbefinden stärkt.

Tipps, damit Sie den eigenen Rhythmus finden und stärken:

1. regelmäßiger Schlaf (sieben bis acht Stunden);
2. regelmäßige Mahlzeiten über den Tag verteilt, die in Ruhe eingenommen werden;
3. Pausen: In einem Zeitraum von 90 Minuten sollten 75 Minuten der konzentrierten Arbeit und 15 Minuten der Entspannung möglich sein, zwei Tage der sieben Tage in einer Woche für die Entspannung (kein Freizeitstress!);
4. den eigenen Tagesrhythmus (Morgenmuffel, Abendmensch ...) spüren und respektieren;
5. Atemübungen durchführen;
6. Reizüberflutung, Stress ohne Pausen vermeiden.

Wer am Tag im Dauerstress ist, trägt den Stress mit in die Nacht. Das erschwert die Erholung und Regeneration des Organismus sehr. Die Entfaltung des eigenen Tagesrhythmus unterstützt deshalb auch in dieser Hinsicht unsere körperlichen Kräfte!

Schlafplatzhygiene

Die Schlafenszeit in der Nacht ist die wichtigste Zeit der Regeneration für unseren Körper! Der Schlaf dient der Erholung der Organe und der Zellerneuerung. Belastende Stoffe werden zur Ausscheidung bereitgestellt. Im Schlaf verarbeiten wir auch Erlebnisse der Wachphase und „reinigen" uns von überflüssigen Informationen, verarbeiten neue oder schlechte Erfahrungen. Ein regelmäßiger ausgleichender Schlaf bringt die einzelnen Körpersysteme in ihren Ablaufrhythmus.

Warum ist es wichtig, auf energetische Belastungen am Schlafplatz zu achten? Unser Körper hat ein eigenes Energiefeld. Die Mineralstoffe, in Flüssigkeit gelöst, zerfallen in elektrisch geladene Teilchen, Ionen genannt. Unser Körper insgesamt und insbesondere unser Mineralstoffhaushalt reagieren empfindlich auf energetische Einflüsse von außen.

Energetische Einflüsse können sein:

- elektromagnetische Felder (Strom);
- pulsierende Strahlung;
- Erdstrahlen.

Beispiel: Eine Freundin von mir hatte sich für ihre Wohnung ein neues Telefon mit Funkstation angeschafft, das sie als mobiles Telefon in ihrem Haus nutzen wollte, da sie aufgrund ihrer beruflichen Tätigkeit Anrufe zu jeder Zeit annehmen wollte. Als sie das Telefon zwei Monate lang genutzt hatte, stellten sich bei ihr massive Kopfschmerzen ein. Sie versuchte verschiedene Therapien, nahm auch die Mineralstoffe nach Dr. Schüßler. Nichts half. Beim Gespräch über die Frage, wann und wie die Kopfschmerzen eingesetzt hatten, war als einziger Anhaltspunkt die Neuanschaffung des Funktelefons herausgekommen. Sie entfernte das Telefon aus ihrer Wohnung und ab dem Moment traten keine Kopfschmerzen mehr auf.

Viele Einflüsse können wir nicht ausschalten. Das Handy beispielsweise ist heute selbstverständlicher Begleiter vieler Menschen geworden und überall „funkt" es um uns herum. Das Verhalten der anderen kann ich schwerlich beeinflussen, aber es bleibt meine eigene Entscheidung, welche technischen Möglichkeiten ich an welchem Ort und zu welchem Zeitpunkt einsetze.

Ihren Wohnbereich und vor allen Dingen Ihren Schlafplatz können Sie selbst gestalten und oft durch einfache Umstellungen Entlastung herbeiführen.

Insbesondere der Schlafplatz, an dem wir einen großen Teil unseres Lebens verbringen, verdient unsere besondere Aufmerksamkeit.

Um festzustellen, ob Ihr Schlafplatz belastet ist, können folgende Fragestellungen Anhaltspunkte bieten:

- Meiden Sie Ihr Bett? Schlafen Sie immer auf dem Sofa ein?
- Können Sie gut einschlafen?
- Haben Sie Beschwerden, die immer nachts auftreten?
- Wachen Sie morgens ausgeruht auf?
- Wann sind Ihre Beschwerden am stärksten, in der Frühe?
- Haben Sie ein Stromkabel unter Ihrem Bett? Elektrogeräte im Schlafraum, z. B. einen Radiowecker?
- Haben Sie ein Funktelefon im Schlafraum? Oder ein Handy?
- Haben Sie einen Spiegel im Schlafraum?

Die zwölf Schüßler-Salze

Die Ausgangsfrage der Biochemie lautet: Was braucht der Körper zur Entwicklung und Entfaltung seiner vollen Vitalität? Bei körperlichen Störungen stellt sich somit die Frage: Was fehlt zur vollen Vitalität? Schüßler selbst fand in Theorie und Praxis zwölf Mineralstoffverbindungen und deren wesentliche Funktionen für unseren Körper. Die Mineralstoffforschung hat seit Schüßlers Tod neue Erkenntnisse gewonnen und die Heilweise ist in der Anzahl der Mittel weiterentwickelt worden. Heute werden weitere Mineralstoffverbindungen angewandt. An die Beschreibung der zwölf grundlegenden Mineralstoffe nach Dr. Schüßler schließen sich daher Hinweise zu den Erweiterungsmitteln an.

Schüßler-Salze in den Potenzen D 6 und D 12

Die Schüßler-Salze nach Dr. Schüßler werden dem Körper durch die Verdünnung so dargereicht, dass er sie direkt aufnehmen und verwerten kann. Die Verdünnung wird durch Potenzierung in Dezimalschritten erreicht, deshalb sind die Schüßler-Salze nach Dr. Schüßler mit einem D und einer Zahl versehen. Im ersten Potenzierungsschritt werden neun Teile Milchzucker mit einem Teil des betreffenden Mineralstoffs verrieben. Das ergibt die erste Dezimalpotenz = D 1. Nun werden ein Teil der D 1-Verreibung und neun Teile Milchzucker miteinander verrieben, um die zweite Dezimalpotenz zu erreichen. Für jede weitere Potenzierungsstufe wird die nächstuntere Dezimalpotenz mit einem Teil und neun Teilen Milchzucker verrieben. Schüßler empfahl grundsätzlich die sechste Dezimalpotenz (D 6). Calcium fluoratum (Nr. 1), Ferrum phosphoricum (Nr. 3) und Silicea (Nr. 11) werden nach Schüßler in der zwölften Dezimalpotenz (D 12) genommen. Abweichungen hiervon empfehlen sich in der häuslichen Anwendung nicht. In der Praxis bestätigt sich die optimale Aufnahme in der von Schüßler empfohlenen Verdünnung.

In den folgenden Erläuterungen der Schüßler-Salze habe ich zunächst die Funktion des Salzes im Körper beschrieben. Die Hinweise auf die charakterlichen Aspekte können eine Anregung sein, die Belastungen auf der psychischen Ebene anzuschauen und abzubauen. Die Schüßler-Salze können einen Veränderungsprozess einleiten, der die Kraft für neue Lebensqualität auf allen Ebenen in sich birgt. Allerdings entsteht hier kein Automatismus! Psychische Konflikte lösen sich nur in der aktiven Bearbeitung, wenn nötig mit fachkundiger Begleitung. Die körperliche Stärkung hierfür bekommen Sie mit den Schüßler-Salzen. Ihren Bedarf an dem jeweiligen Salz können Sie auch anhand der körperlichen Zeichen ablesen. Hickethier nannte diese Zeichen „Weisung gebende Zustände“ und betonte damit, dass körperliche Störungen immer nur die Spitze des Bedarfs anzeigen.

Am besten werden die Schüßler-Salze, nachdem die sichtbare Störung überwunden ist, einige Zeit weiter eingenommen, um den Bedarf zu decken und die Speicher zu füllen (s. Kapitel „Fragen zur Einnahme").

Die hier genannten antlitzanalytischen Kennzeichen können in der Kürze nur einen Eindruck wiedergeben, da die Antlitzanalyse der praktischen Übung bedarf. Ich möchte Sie ermuntern, in Ihrem Gesicht lesen zu lernen und bei Interesse diese Fähigkeiten über Seminare zu erweitern und zu vertiefen. Der äußeren Anwendung messe ich eine große Bedeutung zu. Sie finden bei jedem Schüßler-Salz einen Hinweis auf die Störungen, die in jedem Fall mit der äußeren Anwendung der Schüßler-Salze unterstützend behandelt werden können.

Die Hinweise auf ausgewählte Nahrungsmittel können als Chance verstanden werden, im täglichen Leben die Versorgung mit wertvollen Mineralstoffen zu unterstützen. Zur Versorgung mit feinstofflichen Mineralien sollen Tees und Gewürze beitragen. Die Angaben hierzu basieren auf der „Leisenkur". Nehmen Sie eine Teesorte nicht länger als drei bis vier Wochen! Sofern möglich, werden auch weitere Hinweise gegeben, die zu einer Entlastung des Mineralstoffhaushaltes beitragen.

Nr. 1 Calcium fluoratum D 12

Calciumfluorid, Flussspat

Schutz und Elastizität!

Funktion im Körper

Calcium fluoratum, deutscher Name: Flussspat, ist die Mineralstoffverbindung, die unsere schützenden Hüllen bildet. Sie unterstützt zudem die elastischen Fasern in unserem Körper und ihre Fähigkeit, sich zu dehnen und wieder zusammenzuziehen. Alle elastischen Verbindungen, die Bänder, die Sehnen, benötigen daher diese Mineralstoffverbindung.

Calcium fluoratum bindet den Hornstoff, auch Keratin genannt. Das ist wichtig für den Aufbau der schützenden obersten Hautschicht. Sie erkennen einen Bedarf daran, dass Hornstoff an der Oberfläche austritt, z. B. an den Händen oder Füßen. Auch die Oberfläche der Knochen, des Zahnschmelzes und der Aderwände benötigen dieses Funktionsmittel.

Für den Aufbau des Zahnschmelzes und für einen festen, elastischen Körperbau sollte dieses Schüßler-Salz insbesondere Kindern im Wachstum gegeben werden. Gut wirksam ist Calcium fluoratum bei Verhärtungen. Hierzu gehören z. B. Narben, die verhärten oder harte Drüsenschwellungen (weitere Schüßler-Salze nötig, s. Kapitel „Einnahmeempfehlungen"!).

Es bedarf oft einiger Geduld, bis sich durch die innere Einnahme die äußeren Störungen entscheidend bessern. Nutzen Sie daher zur Unterstützung die bewährte äußere Anwendung. Wenn Sie Calcium fluoratum in Form von Auflagen oder Cremes direkt an Ort und Stelle anwenden, erzielen Sie eine unmittelbare Wirkung.

Bezug zur Persönlichkeit

Hauptthemen: Abgrenzung und Haltung

Kennen Sie die Reklame, in der ein Mann Fotos wie Karten auf den Tisch wirft: „Mein Haus, mein Pferd, mein Auto, meine Frau ..."? Auch auf der Persönlichkeitsebene entwickeln wir „Hüllen" in Abgrenzung zu anderen, zur Umwelt.

Die Betonung von Äußerlichkeiten und äußerer Darstellung versetzt den Menschen in große Anspannung und erhöht so den Stoffwechsel und damit den Verbrauch lebensnotwendiger Mineralstoffe. Eine Entlastung ist für den Menschen in Sicht, wenn er spürt, dass er nicht wegen seines tollen Autos oder seiner perfekten Darstellung beachtet wird, sondern weil er als Mensch angenommen wird.

Gerade Kinder sind in unserer Leistungsgesellschaft auf „Halt gebende, liebevolle Erziehung" angewiesen. So entwickeln sie Vertrauen in die eigenen Fähigkeiten. Menschen, die keine liebevolle Unterstützung erfahren, sondern sich unter großen Mühen eine „Haltung" erarbeitet haben, sind oft großen Ängsten ausgeliefert. Die Angst lässt sie versteifen und erstarren. Eine liebevolle Zuwendung, die dem Menschen das Signal gibt, Vertrauen zu fassen, kann diesem Menschen wertvolle Unterstützung in der Loslösung sein.

Wie zeigt sich der Bedarf?

Körperliche Zeichen

Verkürzte, gedehnte, gerissene Bänder, schlechter Zahnschmelz, Karies, durchsichtige Zahnspitzen, lockere Zähne, rissige Zunge, Krampfadern, Gebärmuttersenkung, Hängebauch, übermäßige Hornhaut, Überbein, Platt- und Senkfüße, schlechte Finger- und Fußnägel (übermäßig weich oder splittern wie Glas), weiße harte Schuppen auf der Haut, Hautrisse, verhärtetes Narbengewebe, Schwangerschaft (zur Unterstützung der Ausdehnungsfähigkeit des Gewebes, insbesondere der Brust, der Bauchdecke und des Damms), Schwangerschaftsstreifen, unterstützend bei Besenreisern und Couperose

Antlitzanalytische Zeichen

Bräunlich-schwärzliche Verfärbung ums Auge, Karo- und Würfelfalten vom inneren Augenwinkel ausgehend, blaue Lippen

Was unterstützt die Anwendung?

Äußere Anwendung bei

Bänderschwäche, Hämorrhoiden, Hornhaut, Schrunden, Nagelverwachsungen, Narbengewebe, verhärteten Drüsen, verhärteten Lymphknoten, Schwangerschaftsstreifen (+ Nr. 11), Dammpflege vor der Geburt, schlaffer Haut

Lebensmittel

Birnen, dicke Bohnen, Endiviensalat, Leinsamen, Rote Bete, Sesamsamen, Weichkäse, Brokkoli, Brombeeren, Blattspinat, Mangold, Grünkohl, Zuckererbsen, Kichererbsen, Mandeln, Steinpilze, Hefeflocken, Buttermilch, Parmesan, Mozzarella, Matjeshering, Roggenvollkornbrot

Tee

1. (Calcium): Brennnessel, Eisenkraut, Frauenmantel, Goldrute, Holunderblüte, Liebstöckel, Löwenzahnblätter, Malve, Ringelblume, Sonnentau, Schafgarbe, Tausendgüldenkraut, Zinnkraut
2. (Fluor): Angelikawurzel, Frauendistel, Hanf, Hauhechwurzel, Meisterwurz, Rainfarn, Raute, Spitzwegerich, Walnussblätter, Wermut, Wollkraut

Gewürze

Basilikum, Petersilie, Bohnenkraut, Knoblauch, Kümmel, Liebstöckel, Pfefferkörner, Rosmarin, Schnittlauch, Senfkörner

Körperarbeit

Entspannungstechniken, z. B. Yoga, Wassergymnastik, Dehnungsübungen, Manualtherapie

Nr. 2 Calcium phosphoricum D 6

Phosphorsaurer Kalk

Aufbau und Kräftigung!

Funktion im Körper

Calcium phosphoricum ist Hauptbestandteil der Knochen und unterstützt einen gesunden Knochen- und Zahnaufbau.

Calcium phosphoricum ist das biochemische Hauptmittel bei Osteoporose, der sogenannten Knochenentkalkung. Mangelnder Knochenaufbau wird heute zunehmend in Verbindung mit einer chronischen Übersäuerung gesehen. Der Körper nutzt Calcium phosphoricum, um überschüssige Säuren zu neutralisieren (s. Nr. 9 Natrium phosphoricum). Es fehlt dann für den Knochenaufbau.

Calcium phosphoricum ist das blutbildende Mittel und voraussetzend für den Zellaufbau. Insbesondere in der Schwangerschaft ist der Bedarf an Calcium phosphoricum immens.

Es ist das Bindemittel für den organischen Aufbau des Eiweißes. Ein gestörter Eiweißstoffwechsel kann zu einer mangelhaften Verwertung zugeführter Eiweiße führen. Diese werden im Bindegewebe angereichert und belasten den Stoffwechsel. Eine weitere Folge kann die Überreaktion auf Fremdeiweiße sein. Das sind beispielsweise Allergien wie Hausstauballergie oder Heuschnupfen.

Calcium phosphoricum ist das Hauptmittel bei Krämpfen, Kribbeln, Taubheitsgefühl, weil es entspannend auf die willkürliche Muskulatur wirkt. Dadurch wird die Durchblutung verbessert und der Mensch fühlt sich erwärmt. Ein großes Defizit hingegen führt zu verstärkter Wetterempfindlichkeit. Dieses Schüßler-Salz ist daher auch ein wesentliches Mittel zur Beruhigung des Herzens und Bestandteil der „Schlafmischung".

Hinweis: Bei vielen Menschen hat sich die problematische Ansicht gehalten, dass Milch das Knochenwachstum unterstütze. Das Eiweiß Kasein, das in der Kuhmilch enthalten ist, kann von uns in der Verdauung kaum aufgeschlossen werden. Im Verdauungsvorgang entsteht ein Übermaß an Säuren, bei deren Neutralisierung die Puffersysteme des Körpers strapaziert werden. Die hohe Zufuhr an Calcium ist bei entsprechender Aufnahme ein eigenes Problem, da das „Zuviel" nicht ausgeschieden, sondern im Körper abgelagert werden kann.

Bezug zur Persönlichkeit

Hauptthemen: Aufbau der Persönlichkeit, Stärkung und Kräftigung innerer Substanz

Innere Substanz und Stärke werden auch auf der psychischen Ebene entwickelt. Kinder sind besonders darauf angewiesen, Bestärkung in der Entwicklung ihrer Persönlichkeit zu bekommen. Hierbei geht es um eine konstruktive Auseinandersetzung mit der Persönlichkeit und dem Handeln des Kindes. Unsere Entwicklung ist immer auf ein positives Ziel ausgerichtet. In unserem Gehirn gibt es keine Aufnahme des Wortes „nicht". Wenn Sie Ihrem Kind die Anweisung geben: „Du sollst nicht die Scheiben beschmieren", speichert das Gehirn: „Du sollst die Scheiben beschmieren".

Besser wäre die Aussage: „Bemale deinen Block anstatt die Scheiben". Auf solche Art können positive Ziele formuliert und positive Seiten bestärkt werden. Jeder Mensch braucht das Fordern an seiner Entwicklungsfähigkeit. In einer solchen Auseinandersetzung fühlt sich der Mensch als Person angenommen und erkennt sich im „Spiegel" des anderen. Auf diese Art kann ein „Urvertrauen" entwickelt werden, das in schwierigen Lebenssituationen Rückhalt und Stabilität gibt.Hierbei geht es um das tiefe innere Bedürfnis des Menschen zu erfahren: „Wer bin ich?", „Welche sind meine Stärken?", „Welche Schwächen habe ich?".

Bekommt der Mensch auf sich selbst keine konstruktive Rückmeldung, entsteht eine tiefe Unsicherheit. Das führt zu Ängsten, da der Mensch nicht weiß, was er sich zutrauen kann.

Verstärkt wird diese Spannung, wenn Bilder der Angst das Innere beherrschen. Es ist ein großer Unterschied, ob einem Kind Mut zugesprochen wird („Das schaffst du") oder Angst vermittelt wird („Wenn du das tust, kann dir was Schlimmes passieren ..."). Die Spannung überträgt sich auf die körperliche Ebene, auf die Muskulatur. Entspannung ist nicht mehr möglich. Diese Spannung wird erhöht durch den permanenten Versuch, gesehen zu werden. Hier besteht ein Bezug zur Hyperaktivität. Später sitzt die Angst im Nacken und die dadurch bedingte Verspannung löst vielfältige Beschwerden aus.

Tipp: Bei hartnäckigen Nackenverspannungen haben sich Kompressen mit den Schüßler-Salzen bewährt. Geben Sie jeweils sieben Tabletten Nr. 2 Calcium phosphoricum, Nr. 5 Kalium phosphoricum, Nr. 7 Magnesium phosphoricum, Nr. 12 Calcium sulfuricum in ein Schüsselchen mit sehr warmem Wasser. Tränken Sie darin ein Tuch und legen Sie es im Nacken- und Schulterbereich auf. Decken Sie das Tuch mit Frischhaltefolie und darüber mit einem Handtuch ab und entspannen Sie ca. 20 Minuten.

Wie zeigt sich der Bedarf?

Körperliche Zeichen

Nasenbluten, Blutarmut, Muskelkrämpfe, Verspannungen, Taubheitskribbeln, Überanstrengungskopfschmerz, plötzliche Schweißausbrüche, Angstschweiß, Wetterfühligkeit, Eiweißallergie, bellender Husten, Knochenbrüche, Osteoporose, Wachstumsschmerzen, weiße Flecken auf Zähnen oder Fingernägeln (+ Nr. 1, + Nr. 21)

Achtung: Die Leidenschaft für Pikantes, Ketchup, Geräuchertes, Senf, Lakritz zeigt einen hohen Bedarf des Körpers an diesem Mineralstoff an!

Antlitzanalytische Zeichen

Wächserner Ton (Stellen Sie sich eine Wachspuppe vor!), besonders am Ohr, an Nasenflügeln und/oder Stirn

Was unterstützt die Anwendung?

Äußere Anwendung bei

bellendem Husten (Auflage als Kompresse oder als Salbe), Knochenbrüchen, Bäder bei Wachstumsschmerzen oder Schmerzen von alten Knochenbrüchen, Verspannungen im Nacken (Auflage als Kompresse oder Cremegel, Salbe), Muskelverspannungen allgemein, abendliche Bäder bei Muskelkrämpfen (+ Nr. 7 Magnesium phosphoricum)

Lebensmittel

Bananen, Brokkoli, Kartoffeln, Naturreis, Buttermilch, Joghurt, Parmesan, frische Sojabohnen, Krabben, Leinsamen, Spinat, Weizenkeime, -kleie, Linsen, Kichererbsen, Kürbiskerne, Sprossen

Tee

Eisenkraut, Frauenmantel, Malve, Sonnentau, Tausendgüldenkraut

Gewürze

Anis, Basilikum, Petersilie, Bohnenkraut, Knoblauch, Kümmel, Liebstöckel, Majoran, Rosmarin, Schnittlauch, Senfkörner, Thymian, Zwiebeln

Körperarbeit

Ergotherapie, Muskelaufbautraining unter therapeutischer Anleitung, Physiotherapie, Bioenergetik, Radfahren, Wandern, Schwimmen, Nordic Walking

Nr. 3 Ferrum phosphoricum D 12

Eisenphosphat

Erste Hilfe!

Funktion im Körper

Ferrum phosphoricum ist das Hauptmittel bei plötzlich auftretenden Erkrankungen oder Verletzungen sowie für alle fieberhaften und entzündlichen Prozesse im Anfangsstadium. Eisen ist Bestandteil des Hämoglobins und nimmt an vielen enzymatischen Prozessen des Körpers teil. Eisen kommt auch in den Muskelzellen und im Darm vor.

Das Eisen transportiert wesentliche Stoffe im Körper, vor allem Sauerstoff. Dringen z. B. Krankheitserreger in den Körper ein, müssen Abwehrstoffe im Körper mobilisiert und transportiert werden. Ist nicht genügend Eisen als Transportschiff vorhanden, erhöht der Körper die Betriebstemperatur, um eine Beschleunigung zu bewirken. Leichtes Fieber entsteht. Wird dieser Prozess mittels Gaben von Ferrum phosphoricum entlastet, so sinkt das Fieber. Die Krankheit wird hierbei nicht unterdrückt, sondern dem Körper wird der notwendige Betriebsstoff für die Auseinandersetzung mit der Krankheit gegeben. Im „ersten Stadium" einer Krankheit wird deshalb allgemein Nr. 3 Ferrum phosphoricum gegeben. Zur Stärkung der Abwehrkräfte wird dieses Schüßler-Salz auch vorbeugend eingenommen.

Eisenphosphat ist auch wichtig für die Energiegewinnung der Zelle. Muskelkater lässt sich mit vorbeugender Einnahme verhüten.

Bezug zur Persönlichkeit

Hauptthemen: Die Auseinandersetzung mit sich selbst und mit der Welt!

Kennen Sie einen Menschen, der sich an allem und jedem reibt? Der „heiß läuft", weil die Kissen auf dem Sofa nicht an der richtigen Stelle platziert sind oder die Nachbarin das Auto zum hundertsten Mal einen Meter zu weit vor seinem Haus geparkt hat? Jeden Tag setzen wir uns mit unserer Umwelt auseinander, körperlich und auch psychisch.

In aktiver Haltung entscheide ich selbst, ob und wie viel ich mich auseinandersetze. In einer passiven Haltung fühle ich mich der Umwelt ausgeliefert. Der Blick richtet sich dann nur auf das Handeln der anderen und der eigene Handlungsspielraum wird nicht mehr gesehen. Grundsätzlich kann der Mensch in jeder Lebenssituation zwischen den Alternativen „akzeptieren, verändern oder verlassen" wählen. In der aktiven Haltung kommt die Entlastung.

Wie zeigt sich der Bedarf?

Körperliche Zeichen

Starke Menstruation, Abwehrschwäche, Entzündungen jeglicher Art, leichtes Fieber (bis 38,5 Grad), Ohrenschmerzen, Mittelohrentzündung, pulsierende Schmerzen, Unverträglichkeit gegenüber Sonnenlicht, klopfende, pochende Schmerzen, die mit Hitze einhergehen, sich bei Kälte bessern, bei Bewegung verschlimmern, Konzentrationsschwäche, Durchfall, Verstopfung

Achtung: Alles, was den Stoffwechsel anregt, erhöht den Bedarf an Ferrum phosphoricum. Hierzu gehört auch Kaffee!

Antlitzanalytische Zeichen

Bläulich-schwärzliche Schatten am inneren Augenwinkel, Gesichtsröte (wie Fieberröte), „Eisen-Ohren" (rote, heiße Ohren)

Was unterstützt die Anwendung?

Äußere Anwendung bei

Verletzungen, Entzündungen, Zerrungen, Prellungen, Rötungen allgemein, Schmerzen, Verbrennungen (+ Nr. 8 Natrium chloratum)

Lebensmittel

Rote Bete, Bierhefe, Gartenkresse, Hirse, Kürbiskerne, Muscheln, Roggen, Soja, Wildfleisch, dicke Bohnen, Weizenkeime, Pilze, Leber, Leinsamen, Pistazienkerne, Paprikaschoten, Rotkohl, Pflaumen, Zucchini

Tee

Beinwell, Bibernellwurzel, Frauenmantel, Hagebutte, Raute, Spitzwegerich, Tausendgüldenkraut, Wacholderbeeren

Körperarbeit

Cranio-Sacral-Therapie, Osteopathie, Aufenthalte im Freien

Ansteigende Fußbäder bewirken durch die langsame Temperaturerhöhung eine bessere Sauerstoffversorgung. Die Durchblutung im Körper wird erhöht, das Immunsystem trainiert. Beim ansteigenden Fußbad nach Kneipp wird in Fünf-Minuten-Abständen heißes Wasser von oben in die Fußbadewanne gelassen, es erfolgt so ein Wärmestoß, von 36 Grad Celsius angefangen, ansteigend auf 40 bis 45 Grad Celsius, je nach Verträglichkeit. Geben Sie 20 Tabletten Ferrum phosphoricum ins Wasser. Anschließend sollten Sie ausruhen!

Nr. 4 Kalium chloratum D 6

Kaliumchlorid

Entgiftung!

Funktion im Körper

Kalium chloratum ist das biochemische Funktionsmittel der Drüsen. Die Tätigkeit vieler Drüsen, beispielsweise der Verdauungs- und der Talgdrüsen, kann hiermit unterstützt werden. Es ist bedeutsam für die Ausscheidung chemischer Gifte. Viele chemische Gifte werden über die Haut aufgenommen, z. B. über Kosmetika oder Haarfärbemittel. Mit Achtsamkeit können viele Belastungen dieser Art gemieden werden.

Dieses Salz ist das biochemische Hauptmittel im zweiten Stadium einer Erkrankung, wenn eine Entzündung beginnt, sich im Körper auszubreiten. Ausreichende Gaben von Kalium chloratum sollen verhindern helfen, dass sich die Krankheit im Körper festsetzt und womöglich chronisch wird. Vor allem bei Impfungen sollte es vorbeugend und nachsorgend gegeben werden. Es unterstützt den Eiweißstoffwechsel und bindet Faserproteine im Körper. Ein Defizit ist erkennbar an Hautgrieß oder weißen bzw. weiß-grauen Ausscheidungen. Wenn das zugeführte Eiweiß im Körper nicht mehr verarbeitet werden kann, wird Eiweiß im Gewebe abgelagert. Das Gewebe fühlt sich straff und fest an und erscheint hell.

Bezug zur Persönlichkeit

Hauptthema: Gefühle leben!

In unserer Gesellschaft werden Gefühle oft abgewertet. Haben Sie erlebt, dass Ihr Denken im Widerspruch zu Ihren Gefühlen stand? Und was haben Sie dann gemacht? Sind Sie diesem Widerspruch nachgegangen? Oder haben Sie Ihr Gefühl „verworfen" und zurückgedrängt? Gefühle sind ein guter Wegweiser, wenn wir lernen, mit Ihnen umzugehen. Die Abwertung der Gefühle in unserer Gesellschaft hat bei vielen Menschen dazu geführt, dass sie diese wichtige Ebene der Wahrnehmung verdrängen. Auch in der Erziehung wird das Vertrauen auf die eigenen Gefühle häufig nicht geschult. Im Gegenteil: Stellen Sie sich eine Mutter vor, die in einem scharfen Ton zu ihrem Kind sagt: „Bitte sei so lieb und räum deine Sachen auf." Was nimmt das Kind wahr? Das Gefühl sagt, gleich fällt die Mutter über mich her, aber der Inhalt der Äußerung war eine freundliche Aufforderung. Es fängt an zu weinen. Jetzt folgt: „Musst du schon wieder weinen, wenn ich dich nur bitte, deine Sachen aufzuräumen?"

Diese Art von „Doppelbotschaften" vermittelt Widersprüchlichkeiten, und mit der Zeit lernt das Kind, dass die eigenen Gefühle keine Berechtigung haben. Es verlernt, die eigene Befindlichkeit zu erspüren. Dennoch leben im tiefsten Innern des Menschen die Gefühle fort und bekommen ein Eigenleben. Es ist wie ein schlafender Vulkan: Bricht er aus, beherrscht er den Menschen.

Eine Kehrseite hiervon sind die inszenierten Gefühle. Wir alle spüren, wenn Gefühle dargestellt sind und empfinden dies als „Theater". Entlastung kommt durch die Ermutigung, die eigenen Gefühle neu zu entdecken und zu leben!

Wie zeigt sich der Bedarf?

Körperliche Zeichen

Weiße Warzen, Hautgrieß, weißer Schleim, auch der weißliche Ausfluss bei Frauen, weiß belegte Zunge, Blutverdickung, Drüsenschwellungen, schleimiger Husten, Bronchitis, Couperose, Besenreiser, Schwerhörigkeit, Aphthen

Achtung: Elektromagnetische Belastungen und Alkoholkonsum erhöhen den Bedarf an Kalium chloratum enorm!

Antlitzanalytische Zeichen

Bläulich weiß, milchig bläulich, milchig rötlich, besonders deutlich zu erkennen auf dem Ober- und Unterlid sowie über der Oberlippe, kann sich auf dem ganzen Gesicht zeigen

Was unterstützt die Anwendung?

Äußere Anwendung bei

Hautgrieß, Besenreiser, Couperose, Krampfadern (+ Nr. 1, Nr. 9, Nr. 11), Verklebungen, schmerzenden Brustdrüsen (+ Nr. 3), Warzen (+ Nr. 10)

Lebensmittel

Bananen, Melonen, Gartenkresse, Hafer, Kohlrabi, Kartoffeln, Spinat, Sellerie, Kokosnuss, Datteln, Lauch, Möhren, weißer Rettich, Gurken, Linsen, Weizenkleie

Tee

Walnussblätter, Wermut

Gewürze

Borretsch, Majoran, Petersilie, Zwiebeln

Körperarbeit

Übungen zur Koordination, Brain Gym, Osteopathie, Hängematte, -stuhl („die Seele baumeln lassen"). Dies unterstützt auch die Verbindung der beiden Gehirnhälften.

Nr. 5 Kalium phosphoricum D 6

Kaliumphosphat

Energie und Nervenkraft!

Funktion im Körper

Kalium phosphoricum ist ein großes Nerven- und Gehirnmittel. Bei starken nervlichen und geistigen Belastungen, z. B. Prüfungen, ist der Bedarf extrem hoch. Es kommt in allen Gehirn- und Nervenzellen sowie in den Muskeln und im Blut vor. Bei seelischen und körperlichen Erschöpfungszuständen ermöglicht Kalium phosphoricum Aufbau, Regeneration und frische Energie und gilt daher auch als Muskelanregungsmittel. Es ist das biochemische Antiseptikum, weil mit ihm Fäulnis- und Ermüdungsgifte im Körper getilgt werden. Gemeinsam mit Nr. 2 Calcium phosphoricum und Nr. 8 Natrium chloratum ist Kalium phosphoricum für den Gewebeaufbau wichtig, sodass bei schwerer Erschöpfung und zur Regeneration diese Schüßler-Salze gemeinsam genommen werden sollen.

Bezug zur Persönlichkeit

Hauptthema: Die eigenen Kräfte angemessen einsetzen! Mut zur Lücke!

Vielleicht kennen Sie die Situation, dass Sie am Abend feststellen, dass Sie nur einen Bruchteil der für den Tag vorgenommenen Aufgaben bewältigt haben. Wenn Ihnen das regelmäßig passiert, ist dies ein Zeichen, dass die Ziele zu hoch gesteckt waren und damit unerreichbar werden. Das frustriert und beansprucht den Körper sehr! Zu erkennen, was notwendig und gleichzeitig auch möglich ist, ist die Voraussetzung für einen angemessenen Einsatz der eigenen Kräfte.

Es gibt Situationen, die für uns schwer beeinflussbar sind, z. B. berufliche Anforderungen oder auch persönliche Lebenskrisen, z. B. der Verlust eines Partners. Umso wichtiger ist es, sich in den anspruchsvollen Zeiten gut zu versorgen und später Ausgleich und Regeneration zu ermöglichen. Der Mensch, der seine Kraftreserven erschöpft, läuft Gefahr, ausgebrannt und leer alltägliche Anforderungen nicht mehr bewältigen zu können. Das „chronische Müdigkeitssyndrom“ und das „Burn-out-Syndrom“ finden hier eine Ursache.

Wie zeigt sich der Bedarf?

Körperliche Zeichen

Mundgeruch, Mundfäule, Zahnfleischbluten, Zahnfleischschwund, Ängstlichkeit, Schreckhaftigkeit, schwache Nerven, depressive Verstimmungen, nervöse Schlafstörungen, Platzangst, Lähmungserscheinungen, permanente Müdigkeit, andauerndes Hungergefühl trotz ausreichender Mahlzeiten, hohes Fieber (über 38,5 Grad), Burn-out-Syndrom, Weinerlichkeit, angegriffene Nerven

Achtung: Ein belasteter Schlafplatz schränkt die Regeneration ein und erhöht den Bedarf an Kalium phosphoricum.

Antlitzanalytische Zeichen

Aschgraue, schmutzig graue Färbung, als wäre das Gesicht nicht gewaschen, die Färbung zeigt sich am Kinn, kann auch das ganze Gesicht betreffen, eingefallene Schläfen

Was unterstützt die Anwendung?

Äußere Anwendung bei

Erschöpfungen der Muskeln, Lähmungsgefühlen, geschädigten Nerven, Wunden und Ausflüssen mit üblem Geruch

Lebensmittel

Nüsse, Studentenfutter, frisches Getreide, Artischocken, Sonnenblumenkerne, Sesamsamen, Zuckermais, Meeresfische

Tee

Augentrost, Birkenblätter, Bockshornklee, Frauenmantel, Gundelrebe, Isländisches Moos, Löwenzahn, Malve, Pfingstrose, Tausendgüldenkraut, Wermut

Gewürze

Anis, Bohnenkraut, Borretsch, Majoran, Muskatnuss, Petersilie, Pfefferkörner, Rosmarin, Schnittlauch, Thymian, Zwiebeln

Achtung: Verwenden Sie zur Unterstützung ungesättigte Fette in Form von Ölen (z. B. mittags zur Rohkost eine Mischung aus Distelöl, Sojaöl und Olivenöl). Ergänzen Sie Ihre Nahrung kurweise mit einem naturreinen, nicht genmanipulierten Lecithinpräparat.

Körperarbeit

Eurythmie, Shiatsu, Therapieformen, die den Atem zu seiner Ruhe und Fülle zurückführen, Vojta, Cranio-Sacral-Therapie

Nr. 6 Kalium sulfuricum D 6

Kaliumsulfat

Tiefenreinigung und Ausheilung!

Funktion im Körper

Kalium sulfuricum, schwefelsaures Kali, ist neben dem Eisen an der Übertragung des Sauerstoffs beteiligt. Nr. 3 Ferrum phosphoricum brauchen wir für den Sauerstofftransport im Blut und Nr. 6 Kalium sulfuricum ist zuständig für die Sauerstoffübertragung in die Zelle. Ein großes Verlangen nach frischer Luft zeigt einen Bedarf an. Der Aufenthalt in geschlossenen Räumen wird als unangenehm empfunden. Diese körperliche Not kann als so beängstigend empfunden werden, dass der betroffene Mensch Situationen in geschlossenen Räumen mit Ansammlungen von Menschen möglichst vermeiden möchte. Kalium sulfuricum ist das Salz des dritten Entzündungsstadiums, das eintritt, wenn eine Krankheit chronisch wird. Es ist das Folgemittel von Nr. 4 Kalium chloratum.

Außerdem ist Kalium sulfuricum beteiligt an der Pigmentierung der Oberhaut und bei gelblich klebrigen Abschuppungen erforderlich. Als Betriebsstoff der Bauchspeicheldrüse ist es wichtig für die Produktion der Verdauungssäfte und des Insulins in den Langerhans'schen Inseln. Es unterstützt die Entgiftungsleistung der Leber und ist zuständig für den Abtransport belastender Stoffe aus der Zelle, die der Körper in seiner Not dort deponieren musste. Die Not entsteht durch einen Mangel an der Nr. 10 Natrium sulfuricum. Bei der Einnahme von Kalium sulfuricum ist zu berücksichtigen, dass unter den heutigen Belastungen die meisten Menschen große „Deponien“ belastender Stoffe angehäuft haben, die jetzt unter der Einnahme von Kalium sulfuricum wieder abgebaut werden können. Um diese Stoffe aus dem Körper ausscheiden zu können, bedarf es der zusätzlichen Unterstützung von Nr. 10 Natrium sulfuricum.

Wichtig: Wenn Sie Nr. 6 Kalium sulfuricum einnehmen, sollten Sie begleitend Nr.10 Natrium sulfuricum hinzunehmen.

Bezug zur Persönlichkeit

Hauptthemen: Luft zum Atmen! Die eigenen Bedürfnisse ausdrücken! Nicht ersticken an den Wünschen anderer!

Haben Sie erlebt, dass ein Mensch, dessen Zuneigung für Sie bedeutsam war oder ist, eine Bedingung an Sie stellt? Haben Sie z. B. als Kind den Satz gehört: „Wenn du jetzt brav bist, dann spiele ich mit dir."? Wenn eine solche Struktur die Regel wird, entwickelt sich eine Persönlichkeit, die bemüht sein wird, die Wünsche und Erwartungen der anderen zu erfüllen. Das Gefühl, immer die Ansprüche anderer zu erfüllen, aber die eigenen nicht leben zu können, erzeugt im Inneren Ärger und Groll und auf der körperlichen Ebene Gift. Gleichzeitig bleibt kein Raum, den eigenen Wünschen und Bedürfnissen gerecht zu werden. Der Mensch erstickt geradezu an den Erwartungen der anderen (Asthma!). Wird dieser Zustand als bedrohlich empfunden, kommt es zu panikartigen Reaktionen. Es bedarf einer liebevollen, eventuell therapeutischen Unterstützung, um das Eigene zu erkennen. Und dann auszudrücken und dem eigenen Atemrhythmus wieder folgen zu können!

Wie zeigt sich der Bedarf?

Körperliche Zeichen

Gelbschleimige Absonderungen, Hautkrankheiten, Neurodermitis, Pigmentflecken, Muttermale, Völlegefühl nach dem Essen, Angst vor engen Räumen, Lufthunger, Muskelkater

Achtung: Röst- und Verbrennungsstoffe wie z. B. im Kaffee, in Geräuchertem, in Zigaretten erhöhen den Bedarf an Nr. 6 Kalium sulfuricum.

Antlitzanalytische Zeichen

Leicht bräunliches Gelb bis Braun-Gelb, Ockerfarbe auf Wangen, Kinn, Augenpartie, Pigmentflecken, Altersflecken

In unserem Grundgesetz wurde ein hoher Anspruch festgelegt: „Die Würde des Menschen ist unantastbar". Als Grundregel des sozialen Miteinanders sollte die Achtung vor dem Menschen gelebt werden. Ein hoher Anspruch, der im Alltag nur zu oft missachtet wird.

Für uns alle ist die Vorstellung, bloßgestellt zu werden, ein Horrorszenario. Schon bei dem Gedanken werden Menschen vor Scham rot! So ist auch verständlich, dass besonders sensible Menschen in Situationen „rot werden", die sie an Situationen der Beschämung erinnern. Entlastung kommt über ermutigenden Zuspruch!

Wie zeigt sich der Bedarf?

Körperliche Zeichen

Verspannungskopfschmerzen, Krämpfe, Regelkrämpfe, Schlafstörungen, Blähungen, Lampenfieber, hoher Cholesterinspiegel, Kloßgefühl im Hals

Achtung: Der Hunger auf Schokolade ist ein deutliches Zeichen für einen hohen Bedarf an Magnesium phosphoricum! Auch starker Kaffee- und Nikotingenuss verweisen auf hohe Anspannung und damit auf den Bedarf.

Antlitzanalytische Zeichen

Wangenröte, leichtes Rosa/Karmesinrot, talergroß einen halben Zentimeter rechts und links der Nasenflügel auf der Wange, hektische Flecken, Verlegenheitsröte

Was unterstützt die Anwendung?

Äußere Anwendung bei

Kompressen bei Blähungskrämpfen (auch der Säuglinge), Menstruationsbeschwerden, nervösem Jucken der Haut (auch als Bad), beginnender Migräne – im Nacken (+ Nr. 2, + Nr. 3, + Nr. 5) auftragen

Beispiel: Ich gratulierte meiner Nachbarin zur Geburt ihres Enkels. Sie erzählte mir, dass der Säugling gesund zur Welt gekommen sei, aber seit seiner Geburt vor drei Wochen unter heftigen Blähungskoliken leide. Die Mutter des Kindes, ihre Tochter, war mittlerweile physisch und psychisch sehr erschöpft, da der Kleine Tag und Nacht schrie. Ich empfahl, mit abgekochtem Wasser und jeweils fünf Tabletten Nr. 2 und Nr. 7 einen Brei anzurichten und dem Säugling davon kleinste Mengen immer wieder in den Mundwinkel einzuschmieren, sodass durch die Zungenbewegung des Säuglings das Schüßler-Salz aufgenommen würde. Als Zusatz zu dem Bad des Kindes sollten jeweils zehn Tabletten Nr. 2 und Nr. 7 hineingegeben werden. Zwei Tage später kam meine Nachbarin überglücklich zu mir und berichtete, dass Säugling und Mutter endlich zur Ruhe kommen könnten und die Krämpfe wie „weggeblasen" seien!

Lebensmittel

Amaranth, Haferflocken, Sojabohnen, grüne Bohnen, dicke Bohnen, Leinsamen, Sellerie, Grünkern, Weizenkleie, Nüsse, Mais, Knoblauch, ungeschälter Reis, Datteln, Kohlrabi, Lauch, Möhren, Rote Bete, Kürbiskerne

Tee

Buchkraut, Eisenkraut, Fetthenne, Frauenmantel, Hagebutte, Heidelbeerblätter, Lavendel, Lungenkraut, Malve, Pfingstrose, Raute, Sonnentau, Spitzwegerich, Tausendgüldenkraut, Waldmeister, Wermut

Gewürze

Majoran, Senfkörner, Thymian, Zwiebeln

Körperarbeit

Quigong (chinesische Heilgymnastik), progressive Muskelentspannung nach Jacobsen, Yoga, Osteopathie

Nr. 8 Natrium chloratum D 6

Natriumchlorid, Chlornatron

Entgiftung und Neuaufbau!

Funktion im Körper

Natrium chloratum ist wichtig für die Ausscheidung metallischer und biologischer Gifte. Natrium chloratum reguliert unseren Flüssigkeitshaushalt und damit auch unseren Wärmehaushalt. Aufgrund seiner Wasser bindenden Funktion ist es ein wesentliches Mittel für die äußere Anwendung bei Verbrennungen.

Es ist wichtig für die Zellteilung, also die Bildung neuer Zellen, und deshalb in Verbindung mit Nr. 5 Kalium phosphoricum und Nr. 2 Calcium phosphoricum (gewebe)aufbauend. Alle nicht durchbluteten Gewebe, wie z. B. Bänder, Sehnen, Knorpel, brauchen Natriumchlorid für ihren Stoffwechsel.

Schleimstoff wird mit ihm gebunden und gehalten, sodass ein Austritt wasserhellen, glasigen Schleims einen Bedarf anzeigt. Ein typisches Zeichen ist die sogenannte „Tropfnase“. Klarer Schleimfluss ist auch ein äußerliches Zeichen bei Allergien wie z. B. Heuschnupfen. Dieses Salz wird daher bei Allergien als ein Hauptmittel genommen.

Es bildet im Magen die erforderliche Salzsäure und wird bei Sodbrennen mit Nr. 9 Natrium phosphoricum kombiniert.

Beispiel: Beim Hantieren in der Küche schüttete ich mir kochende Flüssigkeit über den rechten Unterarm. Ich ließ sofort kaltes Wasser über den Arm laufen. Da ich die Schüßler-Salze griffbereit in der Küche habe, gab ich sofort Nr. 8 ins Wasser und, da der Schmerz enorm war, auch Nr. 3. Die wohltuende Wirkung trat sofort ein und nach einigen Minuten legte ich einen Mineralstoffbrei auf die betroffene Stelle auf. Ich erneuerte den Mineralstoffbrei ein weiteres Mal. Am Abend war am Unterarm von der Verbrennung keine Spur zu sehen.

Wie erklärt sich das?

Die Hitze führt dazu, dass die Zellflüssigkeit verdampft und mit ihr die vorhandenen Moleküle Natrium chloratum. Da die Zellen in der Folge das benötigte Wasser nicht mehr binden können, bildet sich eine Brandblase. In der Flüssigkeit der Blase sind die notwendigen Stoffe enthalten, die die Zelle zur Regeneration benötigt.

▶

Es dauert in der Regel auch bei leichteren Verbrennungen einige Tage, bis die Blase verschwindet und sich die Heilung vollzieht. Werden direkt durch Gaben von Nr. 8 Natrium chloratum die notwendigen Moleküle zur Verfügung gestellt, ist die Zelle in der Lage, die Flüssigkeit zu binden.

Bezug zur Persönlichkeit

Hauptthema: Im Fluss des Lebens schwimmen können!

Vielleicht kennen Sie folgende Situation: Sie wollen einem Menschen eine besondere Freude bereiten und laden sie oder ihn zum Essen ein. Sie überlegensich, dass Sie ihr oder ihm ein besonderes Essen kochen, und bereiten Meeresfrüchte zu. Die eingeladene Person kommt und Sie tischen Ihr sorgfältig zubereitetes Gericht auf. Jetzt wird der Gast blass und sagt, dass er leider allergisch auf solche Speisen reagiert. Innerlich schmollen Sie. Sie sind „verschnupft“, dass die zugedachte Freude nicht geglückt ist.

Wie einfach wäre es gewesen, den betreffenden Menschen zu fragen, was er am liebsten isst und was er nicht mag! Sehr oft, zu oft im Leben werden einander Gedanken und Wünsche unterstellt, oder es wird gar verlangt, die Partnerin oder der Partner müsse die Gedanken des anderen kennen und die Wünsche erahnen können. Die Verantwortung, die eigenen Bedürfnisse auszudrücken, wird delegiert an den anderen.Aus dieser Sicht werden modellhafte Antworten auf das Leben als Haltestangen genutzt, ein lebendiger Kontakt ist nicht möglich. Eine Auseinandersetzung über die gegenseitigen Wünsche und Bedürfnisse wird vermieden. Diese Starre verhindert ein flexibles Eingehen auf die Fragen, die uns das Leben stellt. Der Mensch, der lernt, die Verantwortung für seine Wünsche selbst zu übernehmen, lernt im Fluss des Lebens zu schwimmen.

Wie zeigt sich der Bedarf?

Körperliche Zeichen

Wässriger Schnupfen, tränende Augen, Gelenkgeräusche, Arthrose, Kälteempfindlichkeit, kalte Hände und Füße, ein aufsteigendes Brennen in der Speiseröhre („Schlundbrennen“), starker Durst, kein Durstgefühl, Bluthochdruck, trockene Schleimhäute, trockene Haut, Haare, Augen, Geruchsverlust, Geschmacksverlust, wenig oder extrem starke Schweißabsonderung, Brandverletzungen

Achtung: Ein starkes Verlangen nach Salz, salzigen Speisen zeigt einen großen Bedarf an Nr. 8 Natrium chloratum.

Antlitzanalytische Zeichen

Gelatineglanz, auf dem Oberlid beginnend, am Sitz der Wimpern ein schmaler schmieriger Streifen, wässrig gedunsenes Gesicht, große Poren

Was unterstützt die Anwendung?

Äußere Anwendung bei

brennenden, klaren Ausflüssen der Schleimhäute oder der Haut, Problemen mit geschwollenen Knien, Bandscheiben, Gelenken, Sehnen und Bändern, Gicht (+ Nr. 3), Insektenstichen (+ Nr. 2), trockenen Schleimhäuten

Lebensmittel

Leinsamen, Mangold, Mineralwasser, Brennnessel, Kürbiskerne, grüne Oliven, Fenchel, Staudensellerie, dicke Bohnen, Radieschen, Löwenzahnblätter, Zuckermais, Pfifferlinge, Kopfsalat, Feldsalat, Gurken

Tee

Frauendistel, Raute, Spitzwegerich, Walnussblätter, Wermut, Wollkraut

Gewürze

Anis, Basilikum, Bohnenkraut, Borretsch, Knoblauch, Liebstöckel, Majoran, Petersilie, Pfefferkörner, Schnittlauch, Senfkörner, Thymian

Körperarbeit

Bei Gelenkschmerzen: Aqua-Jogging, Manualtherapie

Achtung: Achten Sie auf die Zufuhr von Wasser! Trinken Sie reines Wasser! Jeder Wirkstoff, den Sie Ihrem Körper zuführen, verlangt im Körper nach Flüssigkeit für die weitere Verarbeitung. Das natürliche Durstgefühl wird zudem durch Getränke mit Geschmacksstoffen getäuscht.

Nr. 9 Natrium phosphoricum D 6

Natriumphosphat

Entsäuerung!

Funktion im Körper

Natrium phosphoricum ist eine basische Mineralstoffverbindung, die Säuren abbaut. Sie entlastet den Körper im Falle einer Übersäuerung und stärkt unseren Stoffwechsel und unser Immunsystem.

Natrium phosphoricum ist Bestandteil der Nervenbahnen und wichtig für ein belastbares Nervensystem, bei Neuralgien und Rheumatismus.

Dieses Salz reguliert den Fettstoffwechsel. Ein Defizit an Natrium phosphoricum kann sich daher in der Ausscheidung von Fetten (fettige Haut, Haare, Mitesser) äußern. Die fettarme Haut zeigt einen chronischen Bedarf an.

Bezug zur Persönlichkeit

Hauptthema: Die eigenen Bedürfnisse und Vorstellungen in der Gemeinschaft verwirklichen!

Kennen Sie den Ausspruch: „Mach nicht so viel Druck!"? Wenn ja, dann haben Sie eine Situation erlebt, in der ein Mensch Ihnen etwas aufzwingen wollte, und Sie haben versucht, sich dagegen zu wehren. Oder umgekehrt: Sie selbst haben versucht, einen anderen Menschen (zu „seinem Glück") zu zwingen. Und wie ist es Ihnen damit ergangen? Waren Sie sauer, weil der andere Mensch nicht nach Ihren Vorstellungen gehandelt hat?

Macht- und Gewaltstrukturen sichern bestehende Herrschaftsverhältnisse und spiegeln sich auch im alltäglichen Umgang der Menschen miteinander wider. Gewalt findet auch ihren Ausdruck im Umgang der Menschen mit sich selbst. Um mehr Leistung zu bringen, um ein Ziel zu erreichen, wird mit Hochdruck vorgegangen. Hierbei werden Lebensbedürfnisse unterdrückt. Das macht sauer! In mein Poesiealbum schrieb mir ein Lehrer: „Was Zorn nicht erreicht, schafft Milde oft leicht!"

Es steht unglaublich mehr Energie und Kraft zur Verfügung, wenn behutsam vorgegangen wird. Erst dann kann die „Süße des Lebens" genossen werden.

Wie zeigt sich der Bedarf?

Körperliche Zeichen

Sodbrennen, saures Aufstoßen, Pickel, Mitesser, Akne, geschwollene Lymphknoten, Fettsucht, Rheuma, Absonderungen des Körpers, die sauer riechen (Harn, Schweiß), Soor bei Säuglingen, Windeldermatitis, Steinbildungen, Gelenkschmerzen, fettige Haare, fettige Haut, fettarme Haut, Reiseübelkeit

Antlitzanalytische Zeichen

Fettglanz, Mitesser, Pickel, Fettbacken (Hängebacken), Doppelkinn

Was unterstützt die Anwendung?

Äußere Anwendung bei

Fettarmer Haut, fetter Haut, Pickeln, Mitessern, Akne, geschwollenen Lymphknoten (+ Nr. 12), roten Säureflecken (+ Nr. 3)

Achtung: Den größten Anteil an der Aufnahme an Natrium macht die Zufuhr über das Kochsalz aus! In konventionellen konservierten Lebensmitteln, auch in Wurstwaren und Käse, sind hohe Anteile an Natrium „versteckt". Eine übermäßige Zufuhr wirkt im Körper belastend und führt zur Blutdrucksteigerung (empfohlen sind fünf Gramm pro Tag, dieser Wert wird im Durchschnitt um 100 % überschritten).

Lebensmittel

Rote Bete, Sellerie, Brennnessel, dicke Bohnen, grüne Bohnen, Möhren, Lauch, Kartoffeln, Rosenkohl, Rotkohl, Endiviensalat, Schwarze Johannisbeeren

Tee

Anis, Birkenblätter, Bitterklee, Bockshornklee, Frauendistel, Hagebutte, Heidelbeerblätter, Löwenzahn, Lungenkraut, Pfingstrose, Raute, Schlüsselblume, Sonnentau, Spitzwegerich, Wermut

Gewürze

Anis, Bohnenkraut, Borretsch, Majoran, Muskatnuss, Petersilie, Pfefferkörner, Rosmarin, Schnittlauch, Thymian, Zwiebeln

Körperarbeit

Nehmen Sie sich Zeit für ein ausgiebiges Basenbad. Es entspannt und entsäuert. Durch den basischen Zusatz wird die Haut gefordert, Säuren auszuscheiden, um ihre Umgebung an ihren eigenen pH-Wert anzugleichen. Diesen Vorgang nutzen wir, um die Säuren über die Haut direkt auszuscheiden und die inneren Organe zu entlasten.

- Gehen Sie in die Sauna! Das entlastet und trainiert Immunsystem und Kreislauf.
- Spaziergänge an der frischen Luft, tiefes Ein- und Ausatmen
- Lymphdrainage, Osteopathie

Nr. 10 Natrium sulfuricum D 6

Natriumsulfat

Entgiftung und Stoffwechsel!

Funktion im Körper

Natrium sulfuricum ist das Hauptmittel der Leber und voraussetzend für die Entgiftung und Ausscheidung von Stoffwechselprodukten. Es bewirkt die Ausscheidung von Wasser aus den Geweben. Im Falle eines Defizits können Schwellungen der Beine, Finger und Augenlider sowie Tränensäcke auftreten.

Natrium sulfuricum unterstützt den Darm. Sowohl bei Verstopfung als auch bei Durchfall ist es ein bewährtes Mittel. Auch die Galle wird unterstützt. Außerdem reguliert es die Blasenentleerung. Es hat sich bei Störungen wie Bettnässen, Harntröpfeln, Harnverhalten bewährt.

Darüberhinaus nimmt es Einfluss auf den Depotzucker und damit auf den Blutzuckerspiegel insgesamt. Es wird bei Diabetes Typ II zur Prophylaxe und Begleitung angewendet.

Bezug zur Persönlichkeit

Hauptthema: Die wunderbare Vielfalt der Menschen und des Lebens bejahen!

Kennen Sie einen Menschen, der unkontrollierte Wutausbrüche zeigt? Der unversöhnbar gegen andere wettert? Auf der körperlichen Ebene besteht ein enger Übergang von der Nr. 6 zur Nr. 10. Auch auf der Ebene der Persönlichkeit gibt es einen Übergang vom Ärger (der einen engen Bezug zu Nr. 6 hat) zum Hass. Starke Gefühle, die in dem Menschen als Sturm toben, treten irgendwann nach außen! Da kommt Galle hoch! Es ist nicht einfach, sich starke Gefühle wie Wut, Zorn und Hass einzugestehen, oft ist die Angst groß, die Kontrolle zu verlieren. Schon Kindern wird früh gelehrt: Das darfst du nicht einmal denken!

Gefühle, die wir verleugnen, können wir nicht weiter erspüren und erforschen. Sie leben in uns und irgendwann „leben" sie uns. Sie bekommen sozusagen ein „Eigenleben". Oder anders ausgedrückt: Wenn wir keinen Umgang mit unseren Gefühlen entwickeln, gehen die Gefühle mit uns um. Andere Menschen werden dann häufig als Bedrohung wahrgenommen, weil sie diese Gefühle in dem betroffenen Menschen auslösen können. In dem Maße, wie der Mensch lernt, sich mit dem eigenen Leben und den eigenen Lebensgefühlen zu versöhnen, wird er andere Menschen als Bereicherung erfahren.

Wie zeigt sich der Bedarf?

Körperliche Zeichen

Geschwollene Beine/Hände/Augenlider, Tränensäcke, Blähungen (stinkend), Gliederschmerzen wie bei einer beginnenden Grippe, hohe Zuckerwerte, offene Beine, Juckreiz (beißend) auf der Haut, Druck im Ohr, Herpes, Fieberblasen, Durchfall, Warzen, Katergefühl

Antlitzanalytische Zeichen

Grünlich gelbe Farbe: vor allem im Bereich der äußeren Augenwinkel, der Nasenwurzel, vor den Ohren, um den Mund herum, auch als Hauch über dem ganzen Gesicht, Tränensäcke, entzündliche Röte = eine Röte mit bläulichem Ton (rote Nase, „Schnapsnase")

Was unterstützt die Anwendung?

Äußere Anwendung bei

geschwollenen Füßen, als Kompresse bei geschwollenen Oberlidern (+ Nr. 12), Warzen (+ Nr. 4), Sonnenallergie (+ Nr. 3), Erfrierungen, Leberwickel

Lebensmittel

Leinsamen, Weichkäse, Fenchel, Spinat, Petersilie, Muscheln, Sellerie, Gans, Bohnen, Sesamsamen, Äpfel

Tee

Benediktenkraut, Bitterklee, Borretsch, Enzian, Frauendistel, Huflattich, Löwenzahn, Mistel, Stiefmütterchen, Walnussblätter, Wermut, Wollkraut

Gewürze

Bohnenkraut, Borretsch, Fenchel, Knoblauch, Kümmel, Majoran, Petersilie, Rosmarin, Zwiebeln

Körperarbeit

Lymphdrainage, Osteopathie

Nr. 11 Silicea D 12

Kieselsäure

Biochemisches Schönheitselixier!

Funktion im Körper

Silicea stärkt das Bindegewebe in Festigkeit und Fülle. Es ist ein wichtiger Baustein für Haare und Nägel. Nr. 1 Calcium fluoratum brauchen wir für die Elastizität und Nr. 11 Silicea für die Struktur und Festigkeit des Bindegewebes. Die äußere Anwendung der Cremes und Lotionen stärkt direkt die Haut und das Bindegewebe.

Mit Silicea wird die Leitfähigkeit der Nerven aufgebaut; es gilt daher als „Nervenmittel". Die Anwendung hat sich bei Ischiasbeschwerden bewährt.

Silicea ist bedeutsam für den Abbau abgelagerter Säuren im Körper. Die Einnahme von Silicea führt zur Lösung dieser Säuren und sollte daher in solchen Fällen mit Nr. 9 Natrium phosphoricum D 6 zum Abbau der Säuren begleitet werden. Ohne diese notwendige Ergänzung können bei einer auf Silicea begrenzten Einnahme schmerzhafte Reaktionen in den Gelenken oder der Muskulatur oder Übersäuerungsbeschwerden des Magens auftreten.

Wichtig: Wenn Sie Nr. 11 Silicea nehmen, sollten Sie unbedingt unterstützend Nr. 9 Natrium phosphoricum einnehmen, damit es infolge des Säureabbaus nicht zu Beschwerden kommt!

Bezug zur Persönlichkeit

Hauptthema: Ich bin für mein Leben und mein eigenes Glück verantwortlich!

Kennen Sie einen Menschen, der jedem Recht gibt, einen sogenannten „Wendehals"? Es gibt Menschen, die zu jedem „nett" sind und jedem Recht geben, weil sie nicht gelernt haben, eine eigene Meinung zu vertreten. Nicht, dass sie keine Meinung hätten, allein die Angst ist zu groß, diese auch zu äußern. Die Angst vor einem Streit und einem möglichen Bruch mit dem anderen Menschen ist so groß, dass für die Harmonie die eigene Meinung zurückgehalten wird.

Es sind oft die Menschen, die sich für alles zuständig und verantwortlich fühlen, die alles dafür tun, dass eine Verbindung bestehen bleibt. Dabei bleiben die eigenen Entwicklungsmöglichkeiten ungenutzt. Das „saure" Gefühl darüber wird im Innern des Menschen deponiert und je länger dieser Prozess andauert, umso empfindlicher wird der Mensch, bis die Nerven „zum Zerreißen gespannt" sind.

Wie zeigt sich der Bedarf?

Körperliche Zeichen

Nierengrieß, Rheuma, Gicht, gereizte Nerven, Überempfindlichkeit, Schreckhaftigkeit, Zuckungen der Muskeln, Zuckungen der Lider, schlechtes Bindegewebe, Kahlköpfigkeit, gespaltene Haarspitzen, Bluterguss, Neigung zu blauen Flecken, Hand- oder Fußschweiß, Lichtempfindlichkeit, Lärmempfindlichkeit, Ischiasbeschwerden, Leistenbruch, Nägel sind brüchig oder lösen sich in Schichten auf, Schwangerschaftsstreifen

Antlitzanalytische Zeichen

Glasartiger Glanz (Glasurglanz) wie poliert (meistens auf der Nasenspitze), Krähenfüße (Falten der äußeren Augenwinkel über die Schläfen), Faltenbildung, Kahlköpfigkeit, Lidhöhlen

Was unterstützt die Anwendung?

Äußere Anwendung bei

geschlossenen Eiterungen, Schwangerschaftsstreifen (auch zu ihrer Vorbeugung) (+ Nr. 1), Leistenbruch, Nabelbruch, Falten(bildung)

Lebensmittel

Zinnkraut, Hirse, Vollkorngetreide (besonders Hafer, Weizen, Roggen), Zwiebeln, Gerste, Leinsamen

Tee

Akelei, Angelikawurzel, Anis, Anserine, Augentrost, Birkenblätter, Bitterklee, Blasentang, Bockshornklee, Borretsch, Buchkraut, Diptam, Enzian, Faulbaumrinde, Fenchel, Gnadenkraut, Goldrute, Hanf, Hirtentäschel, Hohlzahn, Hopfenblüte, Huflattich, Isländisches

Moos, Liebstöckel, Löwenzahn, Lungenkraut, Malve, Raute, Salbei, Schlüsselblume, Sonnentau, Spitzwegerich, Stiefmütterchen, Taubnessel, Walnussblätter, Wegwarte

Gewürze

Anis, Basilikum, Borretsch, Fenchel, Knoblauch, Liebstöckel, Muskatnuss, Petersilie, Pfefferkörner, Rosmarin

Körperarbeit

Unterstützung des Bindegewebes durch Muskelaufbau (angeleitet!)

Nr. 12 Calcium sulfuricum D 6

Calciumsulfat

Blockadebrecher!

Funktionen im Körper

Calcium sulfuricum kommt hauptsächlich in Muskeln, Leber und Galle vor. Es ist der Betriebsstoff für die Durchlässigkeit des Bindegewebes und fördert die Ausscheidung. Schüßler sprach in diesem Zusammenhang von „Bindegewebsröhren".

Der Zustand des Bindegewebes entscheidet maßgeblich darüber, wie die Zelle mit Nährstoffen versorgt wird und wie belastende Stoffe aus der Zelle abtransportiert werden können. Wenn ein Prozess stockt oder staut, ist daher Calcium sulfuricum notwendig. Ebenso, wenn der Körper etwas nicht mehr nach innen nehmen kann, sondern nur noch nach außen abgibt.Auch für den Eiweißabbau ist es notwendig. Calcium sulfuricum wirkt zudem säuretilgend und ist daher bei rheumatischen und gichtischen Erkrankungen ein wichtiges Mittel.

Hinweis: In manchen Empfehlungen wird Nr. 12 Calcium sulfuricum nicht angeführt, da Schüßler dieses Mittel einige Jahre vor seinem Tod aus seiner Therapie entfernte. Ein zu damaligen Zeiten bedeutender Chemiker hatte angeblich nachgewiesen, dass Calcium sulfuricum „nicht in die konstante Zusammensetzung des Organismus eingeht".

Forschungen nach 1900 konnten zeigen, dass Calcium sulfuricum sehr wohl im Organismus vorhanden ist und eine wichtige Funktion ausübt. Das Mittel wurde daher wieder aufgegriffen. In Deutschland wird es mit der Nummer 12 geführt. Im Ausland wurde das Mittel dem Alphabet nach wieder eingefügt und wird beispielsweise in den USA als Nr. 3 angeboten.

Bezug zur Persönlichkeit

Hauptthema: Ich vertraue darauf, dass alles gut wird.

Haben Sie schon einmal einen Menschen gesehen, der einen Schock erlitten hat? Viele solcher Menschen sind dann nicht in der Lage, mit jemandem zu sprechen oder Kontakt aufzunehmen. Einige von ihnen reden ununterbrochen, vielleicht sogar wirr. Was auch immer diese Situation ausgelöst haben mag, für den betroffenen Menschen war sie (lebens)bedrohlich. In der Konsequenz hat er sich völlig verschlossen oder völlig geöffnet und kann erst langsam wieder lernen, zu anderen und zu sich selbst ein „normales" Verhältnis zu haben.

Es bedarf einer liebevollen Unterstützung, damit der betroffene Mensch seine Schocksituation überwindet und Mut für neue Erfahrungen fasst.

Wie zeigt sich der Bedarf?

Körperliche Zeichen

Chronische Eiterungen, eitrige Mandelentzündung, eitrige Mittelohrentzündung, chronische Bronchitis, Abszess, Eiterfistel, Rheuma, Gicht, Stockschnupfen, innere Ergüsse

Antlitzanalytische Zeichen

Alabasterweiß, kreidebleich, gewölbte, kompaktierte Falten

Was unterstützt die Anwendung?

Äußere Anwendung bei

offenen Eiterungen, Bad der Säuglinge (direkt) nach der Geburt, Stauungen, offenen Beinen, chronischer Nebenhöhlenentzündung, Stockschnupfen

Lebensmittel

Käse, auch Schafskäse, Leinsamen, Grünkohl, Petersilie, Kresse, Blattspinat, Erbsen, Sojabohnen, Brokkoli

Tee

Löwenzahn

Körperarbeit

Bindegewebsmassage

Die 15 Erweiterungsmittel

Dr. Schüßler konnte Ende des 19. Jahrhunderts nur die Mineralstoffverbindungen als biochemische Funktionsmittel verwenden, die mit den damaligen Untersuchungs- und Analysemöglichkeiten nachgewiesen waren.

Heute haben wir einen anderen Forschungsstand und wissen um mehr Mineralstoffe, die permanent im Körper vorhanden sind. Mit der Entdeckung der quantitativen Bestimmung der Spurenelemente konnte überhaupt erst deren Bedeutung und Funktion im Organismus nachgegangen werden. Im Laufe der Jahrzehnte wurden die Erweiterungsmittel eingeführt. Sie werden in der sechsten und zwölften Dezimalpotenz angeboten (D 6 und D 12). Anders als bei den zwölf Basissalzen gibt es bislang noch keine festgelegten Regelpotenzen. Die Auswahl der Erweiterungsmittel sollte sachkundig erfolgen. Wenn Sie Unsicherheiten in der Auswahl, Dosierung und Dauer der Anwendung haben, lassen Sie sich dazu beraten (s. a. Adressen).

Nr. 13 Kalium arsenicosum

Kalium arsenicosum gilt als Stärkungsmittel bei Schwächezuständen und Abmagerung, weil es hilft, beschleunigte Stoffwechselprozesse zu verlangsamen. Es hat sich bewährt bei Magen- und Darmschmerzen, die mit Brech- oder wässrigen Durchfällen einhergehen.

Bei schwer zu beeinflussenden Hautleiden, die mit anderen Mineralstoffen nach Dr. Schüßler keine Besserung erfahren, sollte Kalium arsenicosum hinzugenommen werden; etwa bei Hautverdickungen, juckenden Ekzemen, schuppenden Hautausschlägen, ätzenden Entzündungen der Schleimhäute, heftigem Juckreiz.

Nr. 14 Kalium bromatum

Kalium bromatum ist das biochemische „Beruhigungsmittel“, da es einen engen Bezug zum Nervensystem hat. Es unterstützt als Nervenmittel bei Unruhezuständen und Schlafstörungen, bei nervösen Beschwerden anderer Organe, z. B. der Schilddrüse und des Auges (nervöse Sehstörungen). Bei regelmäßig wiederkehrenden Kopfschmerzen und Migräne kann es ergänzend hinzugenommen werden.

Nr. 15 Kalium jodatum

Kalium jodatum ist das (!) Mittel bei Störungen der Schilddrüse. Bei allen Schilddrüsenfunktionsstörungen hat es einen ausgleichenden Effekt. Wenn Sie Schilddrüsenmedikamente nehmen, sollten Sie sich vor der Einnahme fachkundig beraten lassen.

Es reguliert auch den Blutdruck, regt den Stoffwechsel sowie die Herz- und Gehirntätigkeit an und fördert so den Appetit und die Verdauung.

Weitere Zeichen für einen Bedarf an Kalium jodatum sind: chronisches, krampfhaftes Räuspern, Druck am Hals, Kropf, hoher Blutdruck, Herzrasen.

Nr. 16 Lithium chloratum

Lithium chloratum hat eine besondere Wirkung bei gichtisch-rheumatischen Erkrankungen. Es löst Harnsäure, entlastet die Zelle von schädigenden Stoffen und empfiehlt sich daher sehr bei geschwollenen und versteiften Gelenken. Auch bei Entzündung der ableitenden Harnwege, Problemen der Niere und der Nebenniere sollte an dieses Mittel gedacht werden. Bei schweren nervlichen Belastungen und depressiven Verstimmungen wird Lithium chloratum empfohlen.

Nr. 17 Manganum sulfuricum

Manganum sulfuricum ist ein Begleiter des Eisens und unterstützt dessen Aufnahme. Bei Eisenmangel und starkem Blutverlust sollte Manganum sulfuricum mit Ferrum phosphoricum kombiniert werden. Auch bei Energiemangel kann die Einnahme empfohlen werden.

Bewährt ist die Anwendung bei Knorpelschäden und rheumatoider Arthritis. Von der Einnahme können darüber hinaus insbesondere Menschen, die an Diabetes oder Osteoporose erkrankt sind, profitieren.

Nr. 18 Calcium sulfuratum

Dieses Erweiterungsmittel hat eine starke ausleitende Wirkung. Es wird eingesetzt bei Erschöpfungszuständen mit Gewichtsverlust (trotz Heißhunger). Ein Zeichen für den Bedarf an kann der unerwünschte Bartwuchs der Frau sein. Die Anwendung sollte niedrig dosiert (3 Tabletten am Tag) und zeitlich begrenzt werden. Die zusätzliche Anwendung von Nr. 4 Kalium chloratum wird empfohlen.

Nr. 19 Cuprum arsenicosum

Cuprum arsenicosum hat sich bei Krämpfen des zentralen Nervensystems bewährt und unterstüzt den Gehirnstoffwechsel. Es kann bei Störungen des Melaninhaushaltes (Vitiligo), zur Unterstützung bei Eisenmangel, zur Regulierung des Cholesterinspiegels und bei Schwermetallvergiftungen eingesetzt werden.

Nr. 20 Kalium-Aluminium sulfuricum

Kalium-Aluminium sulfuricum hat einen starken Bezug zum Nervensystem und wird daher bei nervlichen Irritationen und Belastungen hinzugenommen. Auch bei Magen-, Darm- und Blähungskoliken hat es sich als nützlich erwiesen. Es wirkt ausleitend und sollte mit Nr. 10 Natrium sulfuricum kombiniert werden.

Nr. 21 Zincum chloratum

Zincum chloratum hat bedeutenden Einfluss auf zahlreiche Stoffwechselvorgänge im Körper und auf das Wachstum. Es ist Bestandteil der Zellen, der Gewebesäfte und vieler Enzyme. Es kann daher in vielfältiger Weise eingesetzt werden: zur Stärkung des Immunsystems, bei Stress, bei Wachstumsproblemen von Kindern, bei Abbau des Kieferknochengewebes, bei Hormonstörungen, bei Schwermetallbelastungen, bei Diabetes, bei Hautproblemen, bei Lichtempfindlichkeit der Augen, bei Schleimhautveränderungen, vorzeitigem Ergrauen.

Nr. 22 Calcium carbonicum

Calcium carbonicum ist bekannt als ein großes Konstitutionsmittel der klassischen Homöopathie. Es wirkt langsam, aber nachhaltig positiv bei Erschöpfungszuständen, vorzeitigem Altern und bei Knochenleiden zur Ausbildung der Härte der Knochen. Es hat einen Einfluss auf das vegetative Nervensystem und steuert die Nahrungsaufnahme.

Nr. 23 Natrium bicarbonicum

Natrium bicarbonicum aktiviert den Stoffwechsel. Bei Säureüberlastung unterstützt es die Ausscheidung harnpflichtiger Substanzen und wird daher bei allgemeiner Übersäuerung, Beschwerden wie Sodbrennen, Gicht und Rheuma empfohlen. Die Bauchspeicheldrüse wird mit der Anwendung unterstützt.

Nr. 24 Arsenum jodatum

Hauptsächlich wirkt Arsenum jodatum auf die serösen Häute der Lunge, der Lymphdrüsen und der Haut. Es wird erfolgreich bei allergischen Erkrankungen, wie z. B. Asthma und Heuschnupfen, angewendet.

Weitere mögliche Anwendungen:
als Stärkungsmittel allgemein, Schilddrüsenüberfunktion, Borreliosen, verminderte Lungenfunktion, Schwächung nach/bei Lungenkrankheiten, permanentes Kältegefühl, vermehrte Speichelsekretion und zähes Bronchialsekret, nässende Ekzeme, chronisch-juckende Hautausschläge, Heuschnupfen, allergisches Asthma, chronischer Darmkatarrh, Panikzustände.

Nr. 25 Aurum chloratum natronatum

Aurum chloratum natronatum wirkt sehr stark auf die Psyche. Eine längere Anwendung sollte auf der Basis einer fachkundigen Beratung erfolgen. Akute Anwendungen sind beispielsweise Jetlag, Schlafprobleme bei Vollmond.

Mögliche Anwendungen können sein:
Unregelmäßiger Zyklus der Frau, „Mondwandler", Schlafstörungen älterer Menschen, hoher Blutdruck, stenokardische Beschwerden, chronische Lebererkrankungen, Entzündungen und Verhärtungen der weiblichen Geschlechtsorgane, Myome.

Nr. 26 Selenium

Selenium ist vor einigen Jahren als Funktionsmittel aufgegriffen worden. Es ist fraglich, ob das Mittel die geeignete Ausgangssubstanz für ein biochemisches Funktionsmittel hat. Im Körper ist Selen bedeutsam als Wachstumsfaktor für fast alle Zellen und als Oxidationsschutz für rote Blutkörperchen, die Immunzellen, den Leberstoffwechsel und den Stoffwechsel der Augenlinse.

Mögliche Anwendungen:
Leberentgiftung, Krebsvorsorge, Schilddrüsenregulativ, Herpes, Schwermetallvergiftungen, Netzhautschädigung, Maculadegeneration.

Nr. 27 Kalium bichromicum

Kalium bichromicum wurde 2004 als biochemisches Funktionsmittel Nr. 27 eingeführt. Die zugrundeliegende Verbindung ist im Körper nicht lebensnotwendig, sondern wirkt im Gegenteil sogar kanzerogen. Es ist daher fraglich, ob dieses Mittel in den vermuteten Wirkbereichen zutreffend ist.

Mögliche Anwendungen sollen sein:
Diabetes, Übergewicht, hohe Cholesterinwerte, chronische Eiterungen oder Schleimhautkatarrhe.

Praktische Anwendung der Schüßler-Salze

Fragen zur Einnahme

In meinen Vorträgen und Beratungen erlebe ich viel Unsicherheit im Umgang mit den Schüßler-Salzen, weil in der Literatur, in Artikeln und vor allem dem Internet verschiedene, sich teilweise widersprechende Empfehlungen ausgesprochen werden. Im Folgenden gehe ich auf die häufigsten Fragen ein.

Wo bekomme ich die Schüßler-Salze?

In Deutschland bekommen Sie sie als apothekenpflichtige Arzneimittel in der Apotheke. Es gibt verschiedene Hersteller. Achten Sie auf eine gute Qualität. Trägerstoff der Tabletten ist nach dem homöopathischen Arzneibuch (HAB) immer Lactose (Milchzucker). Als Tablettierhilfsstoffe werden entweder Kartoffelstärke oder Weizenstärke und die Schmiermittel Magnesiumstearat oder Calciumbehenat eingesetzt. Jede Tablette wiegt 0,25 g. Bei Bezugsquellen über das Internet sollte sichergestellt sein, dass es sich wirklich um Schüßler-Salze handelt, die nach dem homöopathischen Arzneibuch zubereitet sind, und nicht um irgendwelche Salzmischungen.

Wie dosiere ich die Schüßler-Salze?

Grundsätzlich bestimmt der Bedarf die Dosierung. Hierbei gibt es nicht „richtig und falsch". Mit der Zeit werden Sie die Ihnen entsprechende Dosierung herausfinden. Vorerst können Sie einer Einnahmeempfehlung folgen. Sie finden im Kapitel „Anwendung von A–Z" Einnahmepläne, die ich aufgrund der mir zur Verfügung stehenden Erfahrungen und Kenntnisse zusammengestellt habe. Eine individuell auf Sie zugeschnittene Einnahmeempfehlung können Sie von einer/einem fachlich geschulten Beraterin/Berater (Datenbank auf der Internetseite www.Schuesslersalzberatung.de) bekommen.

Wenn Sie selbst anhand der Beschreibungen der Schüßler-Salze Ihr Mittel gefunden haben, beachten Sie folgende Empfehlungen:

- Bei akuten Störungen lassen Sie alle fünf Minuten eine Tablette im Mund zergehen;
- in chronischen Fällen nehmen Sie sieben bis zehn Tabletten am Tag.

Wichtig: Bei akuten und heftigen Beschwerden ist medizinische Abklärung notwendig!

Wie nehme ich die Schüßler-Salze ein?

Sie zählen die Tabletten ab. Sie können die verschiedenen Schüßler-Salze, die Sie entsprechend Ihrer Einnahmeempfehlung herausgesucht haben, miteinander mischen.

Achtung: Der Milchzucker nimmt den Geschmack der Umgebung an. Wählen Sie für die Aufbewahrung der Tabletten z. B. ein Glasschälchen oder ein Salbendöschen aus der Apotheke.

Nun haben Sie zwei Möglichkeiten:

1. Sie lutschen die Mineralstofftabletten. Sie können bis zu drei Tabletten auf einmal in den Mund nehmen. Beim Lutschen lösen sich die Mineralstoffmoleküle langsam aus der Tablette und werden über die Mundschleimhaut aufgenommen. Aus meiner Erfahrung ist es das Beste, die Mineralstofftabletten „gezielt" zu lutschen! Suchen Sie sich zwei bis drei Gelegenheiten am Tag. (Hinweis: Bei höheren Tagesdosen pro Tag führt andauerndes Lutschen immer wieder zur Anregung der Bauchspeicheldrüse und Veränderung des Mundklimas).
2. Sie lösen die Mineralstofftabletten in Wasser auf. Teilen Sie die Tagesdosis der Tabletten in zwei bis drei Portionen. Lösen Sie morgens, mittags, abends jeweils eine Portion in einem Glas Wasser auf. Nehmen Sie einen Schluck in den Mund und halten Sie ihn einen Moment. Die Mineralstoffmoleküle werden jetzt aufgenommen. Dann schlucken Sie das Wasser herunter.

Natürlich können Sie auch innerhalb eines Tages beide Möglichkeiten (lutschen und auflösen) nutzen. Da die Aufnahme der Mineralstoffe über die Mundschleimhaut erfolgt, sollte diese frei sein. Nehmen Sie die Schüßler-Salze daher frühestens eine halbe Stunde nach dem Essen.

Sollen die Schüßler-Salze zu bestimmten Tageszeiten genommen werden?

Grundsätzlich können die Schüßler-Salze über den Tag verteilt eingenommen werden. Überhaupt sollte die Einnahme so unkompliziert wie möglich sein, damit sie alltagsgerecht ist und auch über einen längeren Zeitraum durchgeführt werden kann. Die Erfahrung bestätigt, dass die Wirkung bei einer solch unkomplizierten Einnahme eintritt.

Darüber hinaus gibt es sinnvolle Möglichkeiten, die Einnahme den biologischen Rhythmen des Menschen anzupassen und die Wirkung hierüber zu intensivieren. Es gibt Zeitrhythmen in unserem Leben, z. B. den 24-Stunden-Takt (Schlaf-/Wachrhythmus, Zellteilungsrhythmus, Stoffwechsel, Hormonhaushalt), die von der chinesischen Organuhr berücksichtigt werden. Hierbei wird davon ausgegangen, dass jedes Organ im Zeitraum der 24 Stunden etwa zwei Stunden verstärkt mit Energie versorgt wird. Treten während dieser Zeitpunkte Beschwerden auf, kann das ein Hinweis auf eine Störung der entsprechenden Organe sein. Besonders bei starken Leiden und Beschwerden hat sich die Berücksichtigung der chinesischen Organuhr bewährt.

Es gibt längere Rhythmen, wie den Mond- oder den Jahreszyklus, die ebenfalls berücksichtigt werden können.

Wie viele verschiedene Schüßler-Salze soll ich nehmen?

Die Anzahl der Schüßler-Salze hängt von Ihren persönlichen Bedarfen ab. Nutzen Sie die Einnahmeempfehlungen. Sie können dann nochmals die entsprechenden Beschreibungen bei den einzelnen Schüßler-Salzen nachlesen.

Es gibt keine Gegenspieler bei den Schüßler-Salzen. Anders als bei herkömmlichen grobstofflichen Mineralstoffpräparaten behindern sich die verschiedenen Schüßler-Salze nicht gegenseitig in der Aufnahme.

Im Gegenteil: Die körperlichen Prozesse erfordern oft notwendigerweise verschiedenste Schüßler-Salze gleichzeitig. Wenn Sie z. B. einen grippalen Infekt befürchten, sollten Sie mindestens Nr. 3 Ferrum phosphoricum zur Erhöhung der Widerstandskraft und Nr. 10 Natrium sulfuricum zur Ausscheidung der belastenden Stoffe nehmen.

Einnahme nach der Organuhr

Uhrzeit	Organ	Schüßler-Salz
morgens		
7–9 Uhr	Magen	Nr. 8 Natrium chloratum Nr. 3 Ferrum phosphoricum
9–11 Uhr	Milz/Bauchspeicheldrüse	Nr. 5 Kalium phosphoricum Nr. 6 Kalium sulfuricum Nr. 23 Natrium bicarbonicum
11–13 Uhr	Herz	Nr. 2 Calcium phosphoricum Nr. 7 Magnesium phosphoricum Nr. 22 Calcium carbonicum Nr. 25 Aurum chloratum natronatum
mittags		
13–15 Uhr	Dünndarm	Nr. 4 Kalium chloratum Nr. 20 Kalium-Aluminium sulfuricum
15–17 Uhr	Blase	Nr. 8 Natrium chloratum Nr. 10 Natrium sulfuricum
17–19 Uhr	Nieren	Nr. 16 Lithium chloratum
abends		
19–21 Uhr	Kreislauf	Nr. 3 Ferrum phosphoricum Nr. 7 Magnesium phosphoricum Nr. 17 Manganum sulfuricum
21–23 Uhr	Hormonhaushalt	Nr. 13 Kalium arsenicosum Nr. 14 Kalium bromatum Nr. 15 Kalium jodatum Nr. 21 Zincum chloratum Nr. 19 Cuprum arsenicosum
nachts		
23–1 Uhr	Gallenblase	Nr. 9 Natrium phosphoricum Nr. 10 Natrium sulfuricum Nr. 12 Calcium sulfuricum
1–3 Uhr	Leber	Nr. 6 Kalium sulfuricum Nr. 10 Natrium sulfuricum
3–5 Uhr	Lunge	Nr. 1 Calcium fluoratum Nr. 3 Ferrum phosphoricum Nr. 4 Kalium chloratum Nr. 6 Kalium sulfuricum Nr. 8 Natrium chloratum Nr. 24 Arsenum jodatum
5–7 Uhr	Dickdarm	Nr. 11 Silicea Nr. 10 Natrium sulfuricum Nr. 18 Calcium sulfuratum

Kann ich die Schüßler-Salze auch Säuglingen und Kindern geben?

Ja, Säuglinge können die Schüßler-Salze in verschiedener Weise bekommen. Sie können die Mineralstoffe in abgekochtem Wasser auflösen und mit einer Pipette vorsichtig in den Mund träufeln. Sie können die Schüßler-Salze breiig am Mundwinkel einschmieren (kleinste Mengen!). Oder Sie können die Schüßler-Salze dem Fläschchen beimengen, dann ist die Wirkung – wenngleich schwächer – auch vorhanden. Dafür lösen Sie die Schüßler-Salze vorher in abgekochtem Wasser auf.

Bei Säuglingen empfiehlt sich besonders die äußere Anwendung. Die Schüßler-Salze können dem Badewasser zugefügt oder bei Bauchkrämpfen als Kompresse aufgelegt werden.

Kleinkinder und Kinder können die Schüßler-Salze, wie oben angegeben, luschen oder aufgelöst trinken. Meistens schmecken sie den Kindern süß und sind daher sehr begehrt.

Manches Mal äußern Mütter Bedenken, dass ihre Kinder durch die Mineralstofftabletten den Eindruck bekommen, sie dürften grundsätzlich Tabletten einnehmen. Aus vielen Jahren Erfahrung und als Mutter zweier (heute erwachsener) Kinder kann ich mit Überzeugung sagen, dass das nicht eintritt. Im Gegenteil: Kinder, die mit Naturheilkunde aufwachsen, lernen sehr viel mehr über ihren Körper und die Bedürfnisse ihres Körpers.

Erklären Sie Ihrem Kind (altersgerecht!), was es bekommt und warum. Lösen Sie die Schüßler-Salze eventuell auf!

Dürfen Diabetiker die Schüßler-Salze nehmen?

Ja, auf jeden Fall! 1 BE = 12 Gramm Kohlenhydrat und das entspricht 48 Tabletten zu 0,25 Gramm. Die Energiemenge einer Tablette beträgt 4 Kilo-Joule (kJ). Diabetiker nutzen am besten die Möglichkeit der Auflösung der Schüßler-Salze in kaltem Wasser (s. u.), um die Aufnahme des Milchzuckers gering zu halten.

Ist der Milchzucker (Lactose) gut verträglich?

Der Milchzucker ist die Trägersubstanz für die Mineralstoffe. Gewonnen wird die Lactose aus Molke (Milch) und findet in der Nahrungs- und pharmazeutischen Industrie vielfache Verwendung: in Fertigsuppen, Wurstwaren, Zucker- und Backwaren ...

Die Lactose wird durch Lactase im Darm gespalten. Ist im Darm zu wenig Lactase vorhanden, kommt es zur Lactose-Intoleranz und damit zu folgenden Symptomen: Durchfall, Bauchkrämpfen, Blähungen.

Sollten derartige Probleme bei Ihnen auftreten, versuchen Sie Folgendes: Sie lösen die Schüßler-Salze in einem Glas Wasser auf und lassen den Milchzucker absetzen. Dann nehmen Sie einen Schluck von der Lösung in den Mund, warten eine Weile, sodass die Mineralstoffmoleküle aufgenommen werden können, und spucken die Lösung dann aus. Manchmal handelt es sich bei den oben genannten Symptomen um Reaktionen (s. a. das Kapitel über die Reaktionen).

Lactose wird erst im Dünndarm gespalten, sodass eine kariöse Wirkung auf die Zähne kaum gegeben ist. Trotzdem sollten auch Schüßler-Salze nicht ständig gelutscht werden, da es jedes Mal zu einer Milieuveränderung im Mund kommt. In den seltenen Fällen einer Allergie können Sie die Schüßler-Salze als alkoholische Lösung (Dilution) bekommen. Lassen Sie sich hierzu in der Apotheke beraten.

Wie lange soll ich die Schüßler-Salze einnehmen?

Häufig werden die Schüßler-Salze aufgrund von Beschwerden oder einer Störung genommen und bei Besserung abgesetzt. Die Störung zeigt jedoch immer nur die „Spitze des Eisberges".

Nehmen Sie die Schüßler-Salze nach Besserung Ihrer Beschwerden auf jeden Fall einige Wochen weiter, um Ihren Bedarf über den akuten Zustand hinaus zu decken und anspruchsvolle Situationen wieder bewältigen zu können.

Kann ich die Schüßler-Salze nehmen, wenn ich auch andere Arzneimittel nehmen muss?

Ja, die Schüßler-Salze können zu jeder anderen allopathischen oder alternativen Heilmethode zusätzlich genommen werden. Sie unterstützen jede Behandlung. Bis heute sind keine Nebenwirkungen oder gar Wechselwirkungen bekannt. Die Schüßler-Salze stärken direkt die Lebenskräfte des Menschen. Als Betriebsstoffe ermöglichen sie dem Organismus, seinen Aufgaben nachzukommen. Informieren Sie Ihre(n) Therapeuten/in über die Einnahme.

Wird man von den Schüßler-Salzen abhängig?

Nein! Am Anfang entsteht häufig ein übergroßes Bedürfnis nach den Schüßler-Salzen, manchmal regelrecht eine Gier. Das ist ein Zeichen, wie sehnsüchtig Ihr Körper auf die Zufuhr der entsprechenden Betriebsstoffe hat warten müssen.

Nach und nach normalisiert sich dieses Bedürfnis. Ist der Körper gut versorgt, lässt das Bedürfnis nach den Schüßler-Salzen nach. Die Einnahme wird vergessen oder ausgesetzt. Ich kenne viele Menschen, für die die Schüßler-Salze eine Begleitung geworden sind, die sie immer wieder für ihre Stärkung nutzen.

Was, wenn sich der erwünschte Erfolg mit der Einnahme der Schüßler-Salze nicht einstellt?

Je nach Mineralstoffbedarf und der vorhandenen Störung/Krankheit kann es unterschiedlich lange dauern, bis sich der erwünschte Erfolg einstellt. Gerade bei chronischen Prozessen bedarf es der Geduld!

- Überprüfen Sie die Dosierung und die Auswahl der Schüßler-Salze.
- Schauen Sie nach, ob eventuell eine äußere Anwendung sinnvoll sein kann.
- Vielleicht liegt eine Blockade auf einer anderen Ebene vor (z. B. Schlafplatz, Zähne). Die Mineralstoffe nach Dr. Schüßler finden ihre Grenzen bei schweren Erkrankungen, die medizinischer Hilfe bedürfen. In vielen Fällen können die Mineralstoffe nach Dr. Schüßler allerdings begleiten und die Vitalität stärken.

Reaktionen auf die Einnahme

Mit der Einnahme der Schüßler-Salze wird der Wunsch verbunden, beschwerdefrei, vital und gesund zu sein. Die beste und gewünschte Reaktion ist daher, mit den Schüßler-Salzen Frische und Lebendigkeit zu erreichen. Manches Mal kommt es nach der Einnahme der Schüßler-Salze zu Beginn zu mehr oder weniger ausgeprägten (unerwünschten) Reaktionen, die verunsichern und zu dem Eindruck führen, die Schüßler-Salze „würden nicht vertragen".

Warum kommt es zu Reaktionen?

Erinnern Sie sich an unser Bild der Baustelle? Stellen Sie sich vor, Sie haben in Ihrem Körper Baustellen, die nicht mehr in Betrieb waren. Nun, da mit der Einnahme der Schüßler-Salze neuer Betriebsstoff die Baustelle erreicht, wird die Arbeit wieder aufgenommen. Manchmal hat sich in der Zwischenzeit Müll auf der Baustelle angesammelt und nun muss zunächst aufgeräumt werden, bevor die Bauarbeiten wieder aufgenommen werden können.

Der Körper stellt sich auf eine Mangelsituation ein und baut in hierarchischer Art und Weise ab. Da dies ein schleichender Prozess ist, wird meistens nicht der Ursache der Störung auf den Grund gegangen und diese behoben.

Einerseits werden kosmetische Lösungen gesucht. Achten Sie einmal auf die Vielzahl der Nagelstudios, die in den letzten Jahren wie Pilze aus dem Boden geschossen sind, nicht nur, weil dies eine Moderichtung ist, sondern vor allen Dingen, weil künstliche Fingernägel die Probleme überdecken sollen.

Andererseits werden Beschwerden, die den Lebensalltag beeinträchtigen, verdrängt. Frei verkäufliche Schmerzmittel werden tonnenweise jedes Jahr verkauft.

Auch der voreilige Griff zu Fiebermitteln und Antibiotika unterdrückt im frühen Stadium die Auseinandersetzung des Körpers mit eindringenden Krankheitserregern und schwächt nachhaltig das Immunsystem. Zunächst, sofern keine Organschädigung vorliegt, ist unser Körper in der Lage, anfallende Gift- und Belastungsstoffe auszuscheiden. Nehmen diese überhand, kommt es im Körper zu einer Überlastung. Um Schäden in den Organen zu verhindern, werden die Giftstoffe deponiert. Schicht für Schicht werden die belastenden Stoffe im Gewebe abgelagert. Irgendwann führt dieser Notbehelf des Körpers zu weiteren Problemen. Es treten nachhaltige Störungen auf. Dieser Prozess ist aus einer Not des Körpers entstanden. Sobald die Not beendet wird und der Organismus angeregt wird, beginnt er zu arbeiten. Schicht für Schicht werden die Belastungen wieder abgebaut.

Hierfür gibt es eine Grundregel, die besagt: „Von oben nach unten, von innen nach außen, die jüngste Schicht zuerst“ (Hering'sche Regel). Das ist der Hintergrund, warum mit der Einnahme der Schüßler-Salze verschiedene Erscheinungen auftreten können.

Es gibt keine allgemeinen (unerwünschten) Reaktionen auf die Einnahme der Mineralstoffe nach Dr. Schüßler. Ob und welche Reaktionen Sie bekommen könnten, hängt individuell davon ab, welche Belastungen Ihr Körper abbauen muss und welche Regenerationsarbeiten notwendig sind!

Der Prozess beginnt

Die Auseinandersetzung des Körpers mit belastenden Stoffen kommt in Gang. Eine leicht erhöhte Temperatur ist die Folge. Der Körper braucht jetzt möglichst viel Ruhe und eine verstärkte Zufuhr von Nr. 3 Ferrum phosphoricum.

Der Flüssigkeitshaushalt wird beansprucht, da Giftstoffe in Flüssigkeit gebunden werden. Ein glasklarer Schleimfluss aus der Nase, ein Schnupfen, zeigt den Bedarf an. Trinken Sie ausreichend wirkstoffarmes Wasser und nehmen Sie verstärkt den Mineralstoff Nr. 8 Natrium chloratum ein. Weitere Giftstoffe werden in Faserstoffen gebunden und der Bedarf an Kalium chloratum wird darüber erhöht. Ein schleimiger Husten ist ein deutliches Zeichen für diesen Prozess.

Nehmen Sie jetzt verstärkt die Nr. 4 Kalium chloratum. Oft zeigen sich mit der Einnahme ausgewählter Schüßler-Salze die Bedarfe an weiteren Schüßler-Salzen. Achten Sie auf veränderte Bedürfnisse nach Nahrungsmitteln oder andere Zeichen, die Hinweise sein können.

Belastungen abbauen

Jetzt beginnt die Reinigungsarbeit im Körper. Sind die inneren Organe mit der notwendigen Ausscheidung überlastet, werden belastende Stoffe (Schlacken, Gifte, Säuren) über das Organ Haut ausgeschieden. Die Haut kann jucken. Zuweilen treten Pickel oder Säureflecken auf. Sie können Ihre Haut entlasten, indem Sie das Basenbad zur Ausscheidung nutzen.

Da der Organismus nun einen höheren Flüssigkeitsbedarf für die Entgiftung hat, muss ausreichend Flüssigkeit zugeführt werden. Andernfalls entzieht der Organismus die benötigte Flüssigkeit anderen Bereichen wie z. B. dem Darm. In der Folge kommt es zur Verstopfung. Es kann andersherum auch der Fall sein, dass massive Ausscheidung sich im erhöhten Stuhlgang bemerkbar macht (leichter Durchfall, nicht länger als ein bis zwei Tage).

Manche berichten, sie hätten den Eindruck gehabt, dass alte Beschwerden aufflammen könnten. Der Körper arbeitet jetzt Krankheitsgifte ab oder er ist in die Lage versetzt, eine Ausheilung abzuschließen, für die die Kräfte bisher fehlten.

Regeneration und Erneuerung

Alle genannten Symptome sind ein Zeichen dafür, dass die Regeneration des Körpers in Gang kommt und, sofern keine Zerstörung vorliegt, eine altersge- rechte Erneuerung erfolgen kann. Die Regeneration der Bänder, Sehnen und Muskeln führt manchmal zu Dehnungsschmerzen. Dies tritt vor allem bei Einnahme von Nr. 1 Calcium fluoratum auf. Entlastung bringt die äußere Anwendung der Schüßler-Salze. Sollten die Beschwerden zu stark sein, reduzieren Sie die Dosierung, denn der Prozess, auf den Sie sich mit den Mineralstoffen nach Dr. Schüßler einlassen, ist für Sie selbst gestaltbar.

Die äußere Anwendung

In der Praxis zeigt sich, dass die äußere Anwendung der Schüßler-Salze wertvolle Hilfe und Unterstützung bieten kann. Dies gilt sowohl für die äußere Pflege der Haut als auch für die Hilfe bei akuten Störungen. Wenn wir die Mineralstoffe nach Dr. Schüßler innerlich einnehmen, wird der Organismus die Aufgaben angehen, die am drängendsten sind. Wenn wir die Schüßler-Salze äußerlich anwenden, wirken sie zunächst an Ort und Stelle. Nehmen wir das Beispiel Hornhaut. Jemand nimmt Nr. 1 Calcium fluoratum wegen übermäßiger Hornhautbildung innerlich ein. Zum Hornstoffaustritt ist es gekommen, weil der Organismus Calcium fluoratum nicht mehr ausreichend für die Bindung des Hornstoffes zur Verfügung hatte. Es kann jedoch sein, dass auch weitere Funktionsbereiche nicht mehr ausreichend versorgt werden konnten. Wenn Calcium fluoratum innerlich angewendet wird, werden zunächst die hierarchisch höheren Funktionsbereiche unterstützt: die Aderwände, die Organe, die Bänder. Um den erwünschten Effekt der Hornhautreduzierung zu erzielen, sollte Calcium fluoratum äußerlich angewendet werden.

Bereits Schüßler hat in der praktischen Entwicklung seiner Biochemie die äußere Anwendung genutzt: „In den Krankheitsfällen, wo eine äusserliche Anwendung möglich ist, also bei Quetschungen, Verbrennungen, Frostbeulen, Wildfleisch u. s. w., ist neben dem inneren Gebrauch die äussere Anwendung (bei Tripper und Weissfluss Einspritzungen) sehr zweckdienlich" (Schüßler, Eine Abgekürzte Therapie, 1. Ausgabe 1874, S.16).

Die äußere Anwendung ist sehr vielseitig anwendbar. Grundsätzlich empfehle ich zunächst, die Tabletten oder das Pulver für die äußere Anwendung zu nutzen, da sie zur inneren Einnahme sowieso im Haushalt zur Verfügung stehen.Für die praktische tägliche Anwendung gibt es Cremes, Salben und Lotionen. Informieren Sie sich hierzu bei Ihrer Beraterin oder Ihrem Berater bzw. Ihrer Apotheke.

Die Haut

Die Haut ist unser größtes Organ. Sie schützt uns vor mechanischen Verletzungen, vor schädlichen Mikroorganismen und vor Austrocknung.

Die Ausdehnung der Oberhaut beträgt eineinhalb bis zwei Quadratmeter und damit steht uns eine große Fläche für die Aufnahme der Mineralstoffe und die Abgabe belastender Stoffe zur Verfügung. Die Oberhaut ist gleichzeitig unser größtes Sinnesorgan und ist daher nicht nur für den Kontakt, sondern auch für die Wahrnehmung der Umwelt von immenser Bedeutung.

Sie ist in drei Schichten aufgebaut:

- die Epidermis, die die Straffheit unserer Haut zeigt. Sie braucht vor allen Dingen die Mineralstoffe Nr. 1 Calcium fluoratum und die Nr. 6 Kalium sulfuricum;
- die Lederhaut (Korium), die u.a. unser Bindegewebe, aber auch Talg- und Schweißdrüsen, Haarmuskeln, Nerven und Blutgefäße umfasst. Sie braucht vor allen Dingen die Nr. 4 Kalium chloratum und die Nr. 11 Silicea;
- die Unterhaut (subcutis), in der Fettzellen, Wasserspeicher und Haarzwiebeln eingebettet sind. Sie braucht vor allen Dingen Nr. 8 Natrium chloratum, Nr. 9 Natrium phosphoricum und Nr. 12 Calcium sulfuricum.

Tipp: Pflegen Sie Ihre Haut mit einem biochemischen Mineralstoffbad. Geben Sie je zwölf Tabletten der Nummern 1, 4, 8, 9, 11 ins Badewasser.

Das Prinzip: Entlasten und nähren!

Wir können über die Haut direkt ausscheiden = entlasten und direkt aufnehmen = nähren. Sie können z. B. ein Basenbad nehmen und anschließend die Schüßler-Salze als Kompresse oder als Breiauflage auftragen.

Entlasten

Wir können unsere Haut als größtes Ausscheidungsorgan nutzen, um belastende Stoffe (Säuren, Schlacken, Gifte) auszuscheiden. Intensiviert wird dieser Ausscheidungsvorgang über das Schwitzen.

- Bei aktiver sportlicher Betätigung kommen Sie auch ins Schwitzen und scheiden über den Schweiß Stoffe, die sich im Gewebe unter der Haut befinden, aus.
- In der Sauna haben Sie die Möglichkeit, passiv ins Schwitzen zu kommen.

- Auch im Bad können Sie diese Situation herbeiführen, wenn die Badetemperatur über der Körpertemperatur liegt (über 37 Grad Celsius).

Sehr effektiv ist das sogenannte Basenbad, das mittels Zusätzen erreicht wird. Diese führen dazu, dass der pH-Wert des Badewassers mindestens 8 erreicht. Unsere Haut hat einen pH-Wert von 4–6,5. Die Haut braucht eine ihr angeglichene Umgebung. Ist die Umgebung basischer als die Haut selbst, so entsteht ein sogenannter osmotischer Druck. Die Haut beginnt über die Talg- und Schweißdrüsen Säuren auszuscheiden, um die Umgebung wieder an sich selbst anzugleichen.

Tipp: Trinken Sie vor dem Basenbad einen Schüßler-Salze-Cocktail! Jeweils zehn Tabletten Nr. 8 Natrium chloratum, Nr. 9 Natrium phosphoricum, Nr. 10 Natrium sulfuricum werden hierfür in 0,2 l Wasser gelöst.

Liegt jetzt die Badetemperatur über der Körpertemperatur (38 Grad Celsius), erreichen wir zusätzlich über das Ausschwitzen eine Ausleitung der Stoffe, die in den oberen Schichten der Haut deponiert sind. Die Badedauer muss mindestens 30 Minuten betragen, um den nachhaltigen Effekt zu erzielen. Ein solches Bad können Sie während einer Stoffwechselkur täglich nehmen. Es trocknet die Haut nicht aus. Im Gegenteil: Gerade feuchtigkeitsarme und fettarme Haut wird mit der Zeit regeneriert.

Sie können das basische Bad auch als Teilbad durchführen oder als Brei auflegen:
- Sitzbad: besonders zu empfehlen bei Problemen im Genital- und Analbereich (Pilze, Hämorrhoiden);
- Fußbad: Viele Menschen klagen über geschwollene Füße und Beine, insbesondere am Abend. Entspannen Sie abends mit einem basischen Fußbad und führen Sie gleichzeitig die belastenden Flüssigkeiten, die sich in Ihren Beinen stauen, ab. Das Fußbad ist auch sehr hilfreich bei Fußschweiß, Fußpilz, Juckreiz am Bein, Ausschlägen, Gichtzehen, rheumatischen Beschwerden in den Füßen;
- Handbad: bei Handekzemen, Gichtknoten in den Fingergelenken, rheumatischen Beschwerden der Hände;
- Basenbadmaske: zur allgemeinen Pflege der Gesichtshaut, insbesondere bei Pickeln, Akneproblemen;
- Auflagen: bei juckenden Hautstellen, Ekzemen

Achtung: Menschen mit hohem Blutdruck, Kreislaufproblemen, Herzproblemen sollten zunächst Teilbäder versuchen!

Nähren

Ein Schlüsselerlebnis über die Möglichkeiten der äußeren Anwendung hatte ich vor vielen Jahren mit meiner Tochter. Sie hatte plötzlich Warzen, die sich von den Beinen aufwärts bis zur Hüfte hochzogen. Mir waren diese weißlichen Warzen als „Schwimmbadwarzen“ bekannt, die allgemein als sehr schwierig zu behandeln gelten. Johanna badete ca. 15 Minuten bei Körpertemperatur in Nr. 4 Kalium chloratum und Nr. 10 Natrium sulfuricum, jeweils 20 Tabletten.

Am nächsten Tag waren bereits die kleinsten Warzen verschwunden und eine größere begann sich aufzulösen. Ich ergänzte das Mineralstoffbad um Nr. 2 Calcium phosphoricum, Nr. 3 Ferrum phosphoricum und Nr. 1 Calcium fluoratum. Sie badete jeden Tag und nach einer Woche waren sämtliche (!) Warzen verschwunden.

Auch von Schwangeren, die am Anfang ihrer Schwangerschaft die Schüßler-Salze nehmen wollten, aber aufgrund von Übelkeit nicht konnten, habe ich die Rückmeldung bekommen, wie wohltuend die Mineralstoffbäder gewesen seien. Bei Mineralstoffbädern sollte die Temperatur leicht unter der Körpertemperatur (nicht über 37 Grad Celsius) liegen, damit die Haut die Schüßler-Salze aufnehmen kann; Badedauer 10 bis 15 Minuten. Nehmen Sie bei Vollbädern ca. zwölf bis 20 Tabletten des jeweiligen Schüßler-Salzes.

Es sind auch Teilbäder möglich (ca. sieben bis zehn Tabletten):
- Sitzbad: z. B. bei Problemen im Analbereich; im Vaginalbereich können die Tabletten auch direkt eingeführt werden;
- Fußbäder: z. B. bei Ausschlägen, wunden Füßen;
- Unterarm- und Handbäder.

Waschungen

zur Unterstützung insbesondere bei Kranken, die kein (Teil-)Bad nehmen können. Lösen Sie die Schüßler-Salze in körperwarmem Wasser auf.

Kompressen

Augen (Nr. 3, Nr. 8, bei Schwellungen auch Nr. 10 und Nr. 12)
Gesicht
Nacken
Tränken Sie Tücher, Tupfer, Wattepads in den aufgelösten Schüßler-Salzen und legen Sie sie 10 bis 15 Minuten auf.

Wickel

Z. B. Leberwickel, Wadenwickel (Achtung: Voraussetzung für einen Wickel sind warme Füße!), Brustwickel

Breiauflagen

empfehlen sich im akuten Fall, z. B. bei Insektenstichen (Nr. 2 und Nr. 8) oder Brandwunden (Nr. 3 und Nr. 8).

Lösen Sie die Schüßler-Salze mit Wasser zu einem Brei auf. Die Anzahl der Tabletten hängt von der Größe der Fläche ab. Legen Sie den Brei auf die betreffenden Hautstellen auf und decken Sie ihn mit Frischhaltefolie ab. So bleibt das feuchte Klima erhalten und die Mineralstoffmoleküle lösen sich im Wasser und können von der Haut aufgenommen werden.

Tropfen

An den Stellen des Körpers, an denen keine Auflagen möglich sind (Nase), können die Schüßler-Salze als Tropfen äußerlich angewandt werden.

Zubereitung: ein bis zwei Tabletten des betreffenden Salzes in abgekochtem Wasser auflösen (Achtung: immer frisch zubereiten und die Fläschchen auskochen, da sich sonst Keime bilden können!)

Haarwasser für die Kopfhaut

Biochemisches Haarwasser (Nr. 1, Nr. 5, Nr. 6, Nr. 8, Nr. 11/bei fettigen Haaren + Nr. 4, Nr. 9) selbst herstellen und eine Viertelstunde vor dem Waschen einmassieren oder als Packung auf der Kopfhaut längere Zeit einwirken lassen

Sprühlotionen

Tabletten auflösen, den Milchzucker absetzen lassen, eventuell durch einen Teefilter geben, mit einer Sprühflasche aufsprühen (z. B. bei offenen Wunden)

Einläufe

- zur Unterstützung bei Entschlackungskuren (Nr. 4, Nr. 5, Nr. 6, Nr. 7, Nr. 8, Nr. 10);
- bei Verstopfung (Nr. 3, Nr. 7, Nr. 8, Nr. 10).

Schüßler-Salze Nr. 1–12 in der Ersten Hilfe

Nr. 1	Calcium fluoratum	Risse der Haut, Schleudertrauma, Sehnen- und Bänderdehnungen, Sehnen- und Bänderüberlastungen, Verhärtungen, Zerrungen
Nr. 2	Calcium phosphoricum	Insektenstiche, Nasenbluten, Nackenschmerzen, Muskelkrämpfe, Verspannungen, Wachstumsschmerzen
Nr. 3	Ferrum phosphoricum	Blutungen, Prellungen, Quetschungen, Schmerzen: klopfend, pochend, pulsierend, Entzündungen, Fieber (bis 38,8 Grad Celsius) Verletzungen, Schüttelfrost, Sonnenbrand, Wunden
Nr. 4	Kalium chloratum	Oberbauchbeschwerden, Völlegefühl, Schwellungen
Nr. 5	Kalium phosphoricum	Erschöpfung, hohes Fieber, Kollaps, Schock, Reiseübelkeit, Seitenstechen, Schwindel, Lähmungen, Übelkeit, Überanstrengung
Nr. 6	Kalium sulfuricum	Muskelkater, Völlegefühl
Nr. 7	Magnesium phosphoricum	Krämpfe, Koliken, Schmerzen: krampfartig, blitzartig, bohrend, stechend, Blähungen, Erbrechen, Migräne, Schlafstörungen, Schluckauf, Seitenstechen
Nr. 8	Natrium chloratum	Blasen auf der Haut, Quaddeln, Fließschnupfen, Hitzestau, Insektenstiche, Schleimhautentzündung, Sonnenbrand, Sodbrennen, Verbrennungen
Nr. 9	Natrium phosphoricum	akute Übersäuerung, Magenschmerzen oder Magenkrämpfe infolge einer Übersäuerung, Sodbrennen, saures Erbrechen, saure Durchfälle, Ischias, Windeldermatitis
Nr. 10	Natrium sulfuricum	Blähungen, Durchfälle, Erbrechen, Gliederschmerzen, Schüttelfrost, Juckreiz, Herpes, Urticaria, Ödeme
Nr. 11	Silicea	Überempfindlichkeit, Zuckungen
Nr. 12	Calcium sulfuricum	Schock

Grundsätzlich empfiehlt es sich, eine Schüßler-Hausapotheke anzulegen, um für mögliche Notfall-Situationen mit den Schüßler-Salzen versorgt zu sein.

Einnahmeempfehlungen von A–Z

Beachten Sie bei der Anwendung der Einnahmeempfehlungen die Hinweise zur Einnahme und auch das Kapitel über die Reaktionen. Auf die Begrenztheit der Eigenbehandlung möchte ich noch einmal ausdrücklich hinweisen: Schwere Erkrankungen gehören unbedingt in ärztliche Behandlung! Die Schüßler-Salze können in derartigen Fällen nur unterstützend oder begleitend eingesetzt werden. Die folgenden Einnahmeempfehlungen basieren auf meinen Auswertungen im deutschen und europäischen Institut für Biochemie nach Dr. Schüßler. Es wird ein (!) Einnahmeplan ausgewählt. Nach Bedarf können Sie die Anwendung in akuten Situationen zwei- bis dreimal täglich wiederholen. Die Hauptmittel sind hervorgehoben. Im Bedarfsfall kann die Einnahme hierauf reduziert werden. Beachten Sie die Hinweise zur Dosierung.

Differenzierung	Schüßler-Salze	Tabl./Tag
Abführmittel • Folge von Abführmitteln – erhöhter Mineralstoffverbrauch	**Nr. 5 Kalium phosphoricum** **Nr. 7 Magnesium phosphoricum** Nr. 8 Natrium chloratum Nr. 10 Natrium sulfuricum	12 12 12 12
Ablagerungen s. Steinbildung		
• von Hornstoff, Hornhaut	Nr. 1 Calcium fluoratum	7–10
Abmagerung • allgemein (Achtung: Bei unerklälicher Abmagerung ist medizinische Abklärung notwendig!)	**Nr. 2 Calcium phosphoricum** Nr. 3 Ferrum phosphoricum Nr. 5 Kalium phosphoricum Nr. 8 Natrium chloratum	12 7 10 10
Abschuppung • auf dem Kopf (weiße Schuppen)	Nr. 1 Calcium fluoratum Nr. 8 Natrium chloratum	7 12
• auf der Haut – auf klebrigem Grund	Nr. 2 Calcium phosphoricum **Nr. 6 Kalium sulfuricum** Nr. 10 Natrium sulfuricum	7–10 7 12–15
Absonderungen • ätzend scharf, wundmachend	Nr. 8 Natrium chloratum Nr. 9 Natrium phosphoricum	7–10 7–10
• bei Entzündungen nässend	**Nr. 3 Ferrum phosphoricum** **Nr. 10 Natrium sulfuricum** Nr. 24 Arsenum jodatum	7 7 7

Differenzierung	Schüßler-Salze	Tabl./Tag
• bräunlich gelb, ocker, reichliche Abschuppung auf klebrigem Untergrund	**Nr. 6 Kalium sulfuricum** Nr. 10 Natrium sulfuricum	7 12
• eitrig	Nr. 9 Natrium phosphoricum Nr. 11 Silicea Nr. 12 Calcium sulfuricum	12–15 7 7
• eiweißhaltig	Nr. 2 Calcium phosphoricum	12
• Faserstoff, Hautgrieß, mehlartig	Nr. 4 Kalium chloratum	12
• faserstoffhaltig, weiß oder weiß-grau, fadenziehend	Nr. 4 Kalium chloratum	12
• fettige Ausschwitzung	Nr. 9 Natrium phosphoricum Nr. 8 Natrium chloratum	12 7
• grünlich gelb, wässrig, eitrig	Nr. 10 Natrium sulfuricum	12
• hell, wässrig, schleimig, glasig	Nr. 8 Natrium chloratum	12
• honiggelb, rahmartig	Nr. 9 Natrium phosphoricum	12
• scharf, übelriechend	**Nr. 11 Silicea** Nr. 9 Natrium phosphoricum	7 12
• übelriechend, schmierig	Nr. 5 Kalium phosphoricum	12
Abstillen • zur Unterstützung	Nr. 10 Natrium sulfuricum	12–15
Abszess	Nr. 3 Ferrum phosphoricum **Nr. 9 Natrium phosphoricum** Nr. 11 Silicea **Nr. 12 Calcium sulfuricum**	10 12–15 7 12
Abwehrkräfte • zur Stärkung	**Nr. 3 Ferrum phosphoricum** Nr. 4 Kalium chloratum Nr. 8 Natrium chloratum Nr. 10 Natrium sulfuricum Nr. 21 Zincum chloratum	10 7 7–10 10 7
ADS • Aufmerksamkeits-Defizit-Syndrom (zur Unterstützung)	**Nr. 2 Calcium phosphoricum** Nr. 5 Kalium phosphoricum **Nr. 7 Magnesium phosphoricum**	12 7 12

Differenzierung	Schüßler-Salze	Tabl./Tag
After • Afterjucken	Nr. 8 Natrium chloratum	12
• Einrisse, Fissuren, Schrunden	**Nr. 1 Calcium fluoratum** Nr. 9 Natrium phosphoricum **Nr. 11 Silicea**	7–10 10 7–10
• wund	Nr. 9 Natrium phosphoricum	12
Akne • allgemein – Akne vulgaris	Nr. 3 Ferrum phosphoricum Nr. 4 Kalium chloratum Nr. 7 Magnesium phosphoricum **Nr. 9 Natrium phosphoricum** Nr. 11 Silicea Nr. 21 Zincum chloratum	12 7 12 12–15 3–5 7
Allergien • allgemein	**Nr. 2 Calcium phosphoricum** **Nr. 8 Natrium chloratum** Nr. 24 Arsenum jodatum	7 7 5
• Sonnenallergie (akut)	Nr. 3 Ferrum phosphoricum **Nr. 10 Natrium sulfuricum**	12 20
Altersdiabetes s. Diabetes		
Altersflecken s. Pigmentflecken		
Amalgambelastung • Ausleitung	Nr. 4 Kalium chloratum Nr. 5 Kalium phosphoricum **Nr. 8 Natrium chloratum** Nr. 9 Natrium phosphoricum **Nr. 10 Natrium sulfuricum** Nr. 15 Kalium jodatum Nr. 18 Calcium sulfuratum **Nr. 21 Zincum chloratum**	7 7 12 12 12 3 3 12
Ameisenlaufen • auf der Haut	Nr. 2 Calcium phosphoricum Nr. 9 Natrium phosphoricum **Nr. 11 Silicea**	7 12 5–7–10
Anämie s. Blutarmut		

Differenzierung	Schüßler-Salze	Tabl./Tag
Angina		
s. Halsentzündungen		
Angstzustände	**Nr. 2 Calcium phosphoricum**	12
• allgemein	**Nr. 5 Kalium phosphoricum**	7
	Nr. 7 Magnesium phosphoricum	12
	Nr. 8 Natrium chloratum	7
	Nr. 9 Natrium phosphoricum	12
	Nr. 10 Natrium sulfuricum	7
		12
		12
Anschwellungen	Nr. 4 Kalium chloratum	12
	Nr. 8 Natrium chloratum	12
	Nr. 10 Natrium sulfuricum	12
Antibiotika	Nr. 3 Ferrum phosphoricum	7
• zur Unterstützung vor, während,	**Nr. 4 Kalium chloratum**	12
nach einer Behandlung	Nr. 5 Kalium phosphoricum	7
	Nr. 8 Natrium chloratum	12
	Nr. 9 Natrium phosphoricum	12
	Nr. 10 Natrium sulfuricum	12
Apathie, Antriebslosigkeit	Nr. 3 Ferrum phosphoricum	7
• allgemein	**Nr. 5 Kalium phosphoricum**	12
	Nr. 8 Natrium chloratum	7
	Nr. 10 Natrium sulfuricum	7
Aphthen	Nr. 3 Ferrum phosphoricum	7
	Nr. 4 Kalium chloratum	12–15
	Nr. 5 Kalium phosphoricum	7
	Nr. 8 Natrium chloratum	7–10
	Nr. 10 Natrium sulfuricum	7–10
Appetitlosigkeit	**Nr. 2 Calcium phosphoricum**	7
	Nr. 4 Kalium chloratum	7
	Nr. 5 Kalium phosphoricum	7
	Nr. 6 Kalium sulfuricum	7
	Nr. 8 Natrium chloratum	7–10
	Nr. 10 Natrium sulfuricum	12
Arteriosklerose	**Nr. 1 Calcium fluoratum**	7
	Nr. 4 Kalium chloratum	7
	Nr. 9 Natrium phosphoricum	12
	Nr. 11 Silicea	3–5

Differenzierung	Schüßler-Salze	Tabl./Tag
Arthritis	Nr. 1 Calcium fluoratum **Nr. 3 Ferrum phosphoricum** Nr. 4 Kalium chloratum **Nr. 8 Natrium chloratum** Nr. 9 Natrium phosphoricum	7 12 7 12+ 12+
Asthma	**Nr. 3 Ferrum phosphoricum** Nr. 4 Kalium chloratum Nr. 5 Kalium phosphoricum **Nr. 6 Kalium sulfuricum** Nr. 7 Magnesium phosphoricum Nr. 8 Natrium chloratum Nr. 10 Natrium sulfuricum **Nr. 24 Arsenum jodatum**	12 7 7 12 12 12 12–15 7–10
Arthrose	Nr. 1 Calcium fluoratum Nr. 2 Calcium phosphoricum **Nr. 8 Natrium chloratum** Nr. 9 Natrium phosphoricum Nr. 11 Silicea Nr. 17 Manganum sulfuricum	7 12 12 12–20 12 7
Asthma	**Nr. 3 Ferrum phosphoricum** Nr. 4 Kalium chloratum Nr. 5 Kalium phosphoricum **Nr. 6 Kalium sulfuricum** Nr. 7 Magnesium phosphoricum Nr. 8 Natrium chloratum Nr. 10 Natrium sulfuricum **Nr. 24 Arsenum jodatum**	12 7 7 12 12 12 12–15 7–10
Aufregung	Nr. 2 Calcium phosphoricum Nr. 7 Magnesium phosphoricum	12 12
• zusätzlich bei Übelkeit:	Nr. 6 Kalium sulfuricum	12
Aufstoßen	**Nr. 7 Magnesium phosphoricum als „heiße Sieben"** Nr. 8 Natrium chloratum Nr. 9 Natrium phosphoricum	12 12 12
• bitter	Nr. 10 Natrium sulfuricum	12
• sauer	Nr. 9 Natrium phosphoricum	12

Differenzierung	Schüßler-Salze	Tabl./Tag
Augen • Absonderungen: rahmartig, honiggelb, verklebt	Nr. 9 Natrium phosphoricum Nr. 12 Calcium sulfuricum	12 7
• ätzend-brennend	**Nr. 8 Natrium chloratum** Nr. 12 Calcium sulfuricum	12 7
• Ausfluss gelblich/locker	**Nr. 6 Kalium sulfuricum** Nr. 10 Natrium sulfuricum Nr. 12 Calcium sulfuricum	12 7 7
• Funken, Farben sehen	Nr. 8 Natrium chloratum Nr. 9 Natrium phosphoricum **Nr. 10 Natrium sulfuricum** Nr. 11 Silicea	7 12 12–15 7
• gerötete Augenlider	**Nr. 3 Ferrum phosphoricum** Nr. 4 Kalium chloratum Nr. 8 Natrium chloratum	12–15 7 12
• geschwollene Augenlider	Nr. 10 Natrium sulfuricum	12
• Lichtempfindlichkeit	Nr. 9 Natrium phosphoricum **Nr. 11 Silicea** Nr. 21 Zincum chloratum	12 7–10 7–10
• tränend	Nr. 8 Natrium chloratum	12
• trocken wie Sand	Nr. 8 Natrium chloratum	12
Bänderschwäche • Erschlaffung	Nr. 1 Calcium fluoratum	12
• schmerzend (Zerrung)	Nr. 1 Calcium fluoratum Nr. 3 Ferrum phosphoricum Nr. 9 Natrium phosphoricum Nr. 11 Silicea	7–10 12 12 12
Bandscheiben • Beschwerden/Stärkung und Aufbau	Nr. 1 Calcium fluoratum Nr. 3 Ferrum phosphoricum Nr. 5 Kalium phosphoricum **Nr. 8 Natrium chloratum** Nr. 9 Natrium phosphoricum Nr. 11 Silicea	7 12 12 12–20 12 7

Differenzierung	Schüßler-Salze	Tabl./Tag
Bauchschmerzen	Nr. 3 Ferrum phosphoricum	7
	Nr. 4 Kalium chloratum	7
	Nr. 7 Magnesium phosphoricum	14
	Nr. 9 Natrium phosphoricum	7
	Nr. 10 Natrium sulfuricum	7
Bauchspeicheldrüse	Nr. 4 Kalium chloratum	7
• Unterstützung und Stärkung	**Nr. 6 Kalium sulfuricum**	12
	Nr. 7 Magnesium phosphoricum	12
	Nr. 8 Natrium chloratum	7
	Nr. 10 Natrium sulfuricum	12
	Nr. 23 Natrium bicarbonicum	7
Beine	Nr. 4 Kalium chloratum	7
• Geschwüre	Nr. 8 Natrium chloratum	7
	Nr. 9 Natrium phosphoricum	12
	Nr. 10 Natrium sulfuricum	12
	Nr. 12 Calcium sulfuricum	5–7
• Krämpfe	Nr. 2 Calcium phosphoricum	12
• Schwäche, wacklig	Nr. 3 Ferrum phosphoricum	12
	Nr. 5 Kalium phosphoricum	12
	Nr. 8 Natrium chloratum	12
• Schweregefühl	Nr. 10 Natrium sulfuricum	12
Beruhigung	Nr. 2 Calcium phosphoricum	12
	Nr. 7 Magnesium phosphoricum	12
	Bei andauernder Unruhe plus	
	Nr. 14 Kalium bromatum	5–7
Besenreiser	Nr. 1 Calcium fluoratum	7
	Nr. 4 Kalium chloratum	7
	Nr. 9 Natrium phosphoricum	7
Bettnässen • allgemein	Nr. 10 Natrium sulfuricum	12–15
• bei Kindern	Nr. 1 Calcium fluoratum	7
	Nr. 2 Calcium phosphoricum	12
	Nr. 8 Natrium chloratum	12
	Nr. 10 Natrium sulfuricum	12

Differenzierung	Schüßler-Salze	Tabl./Tag
Bienenstiche s. Insektenstiche		
Bindehautentzündung • des Auges	**Nr. 3 Ferrum phosphoricum**	20
	Nr. 4 Kalium chloratum	7
	Nr. 8 Natrium chloratum	20
Blähkolik • bei Säuglingen	Nr. 2 Calcium phosphoricum	7–12
	Nr. 7 Magnesium phosphoricum	7–14
	Nr. 10 Natrium sulfuricum	7
Blähungen	Nr. 7 Magnesium phosphoricum	7–10
	Nr. 8 Natrium chloratum	7
	Nr. 9 Natrium phosphoricum	7
	Nr. 10 Natrium sulfuricum	7–10
Bläschen/Blasen • juckend, wässrig	Nr. 8 Natrium chloratum	12
	Nr. 10 Natrium sulfuricum	12
Blase (Harnblase) • allgemein – zur Stärkung	Nr. 1 Calcium fluoratum	7
	Nr. 3 Ferrum phosphoricum	7
	Nr. 5 Kalium phosphoricum	7
	Nr. 8 Natrium chloratum	7
	Nr. 9 Natrium phosphoricum	7
• Reizblase – nervös	Nr. 3 Ferrum phosphoricum	7
	Nr. 7 Magnesium phosphoricum	14
	Nr. 9 Natrium phosphoricum	12
	Nr. 11 Silicea	5–7
• Schließmuskelschwäche der Blase	**Nr. 1 Calcium fluoratum**	12
	Nr. 2 Calcium phosphoricum	12
	Nr. 3 Ferrum phosphoricum	7
	Nr. 5 Kalium phosphoricum	7
	Nr. 8 Natrium chloratum	7
Blasenentzündung (Harnblase)	Nr. 3 Ferrum phosphoricum	12
	Nr. 8 Natrium chloratum	12
Blasensteine s. Steinbildung		

Differenzierung	Schüßler-Salze	Tabl./Tag
Blut	**Nr. 2 Calcium phosphoricum**	12
• blutbildend/bei Blutarmut	Nr. 4 Kalium chloratum	7
	Nr. 3 Ferrum phosphoricum	7
	Nr. 5 Kalium phosphoricum	7
	Nr. 8 Natrium chloratum	7
	Nr. 19 Cuprum arsenicosum	7
Blutdruck	**Nr. 2 Calcium phosphoricum**	12
• Blutdruckabfall	Nr. 15 Kalium jodatum	12
• erhöht	Nr. 1 Calcium fluoratum	7
	Nr. 2 Calcium phosphoricum	12
	Nr. 7 Magnesium phosphoricum	12
	Nr. 8 Natrium chloratum	12
	Nr. 9 Natrium phosphoricum	12
	Nr. 10 Natrium sulfuricum	12
	Nr. 11 Silicea	5
	Nr. 14 Kalium bromatum	5–7
	Nr. 15 Kalium jodatum	5–7
• niedrig	**Nr. 2 Calcium phosphoricum**	12
	Nr. 3 Ferrum phosphoricum	7
	Nr. 5 Kalium phosphoricum	7
	Nr. 8 Natrium chloratum	12
	Nr. 9 Natrium phosphoricum	12
Bluterguss	Nr. 3 Ferrum phosphoricum	7
	Nr. 9 Natrium phosphoricum	12
	Nr. 11 Silicea	12
	Nr. 12 Calcium sulfuricum	7–12
Blutgefäße	**Nr. 1 Calcium fluoratum**	5–7
• Stärkung	Nr. 3 Ferrum phosphoricum	7
	Nr. 4 Kalium chloratum	7
	Nr. 9 Natrium phosphoricum	12
	Nr. 11 Silicea	7
Blutschwamm	Nr. 1 Calcium fluoratum	7
	Nr. 3 Ferrum phosphoricum	12
	Nr. 12 Calcium sulfuricum	7
Blutungen	Nr. 3 Ferrum phosphoricum	20

Differenzierung	Schüßler-Salze	Tabl./Tag
Borreliose Unterstützung und Begleitung	Nr. 3 Ferrum phosphoricum Nr. 5 Kalium phosphoricum Nr. 8 Natrium chloratum Nr. 10 Natrium sulfuricum Nr. 24 Arsenum jodatum	20 20 12 20 12
Brandblasen, -wunden s. Verbrennung		
Brechdurchfall	Nr. 3 Ferrum phosphoricum Nr. 10 Natrium sulfuricum	20 20–30
Bronchitis • allgemein, bei Verschleimung	Nr. 3 Ferrum phosphoricum **Nr. 4 Kalium chloratum** Nr. 6 Kalium sulfuricum Nr. 8 Natrium chloratum Nr. 10 Natrium sulfuricum Nr. 12 Calcium sulfuricum	12 20 7 12 12 7
• bellender Husten	**Nr. 2 Calcium phosphoricum** Nr. 4 Kalium chloratum Nr. 8 Natrium chloratum	12 12 12
• krampfartiger Husten	Nr. 4 Kalium chloratum **Nr. 7 Magnesium phosphoricum** Nr. 8 Natrium chloratum	12 20 20
• trockener Reizhusten	Nr. 8 Natrium chloratum	20
Bruch • der Bauchdecke	**Nr. 1 Calcium fluoratum** Nr. 5 Kalium phosphoricum Nr. 8 Natrium chloratum Nr. 9 Natrium phosphoricum **Nr. 11 Silicea**	12 7 7 12 12
• Knochenbrüche	Nr. 1 Calcium fluoratum Nr. 2 Calcium phosphoricum Nr. 3 Ferrum phosphoricum Nr. 11 Silicea	12 20 12 12
Brust • Entzündung	**Nr. 3 Ferrum phosphoricum** Nr. 12 Calcium sulfuricum	20 7
• Schmerzen vor der Periode	Nr. 7 Magnesium phosphoricum	20

Differenzierung	Schüßler-Salze	Tabl./Tag
• Verhärtung der Brust bei stillenden Müttern	Nr. 3 Ferrum phosphoricum	12
	Nr. 4 Kalium chloratum	12
	Nr. 8 Natrium chloratum	12
	Nr. 10 Natrium sulfuricum	12
	Nr. 12 Calcium sulfuricum	7
Brustwarzen	Nr. 1 Calcium fluoratum	7
• Vorbereitung auf das Stillen	Nr. 3 Ferrum phosphoricum	7
	Nr. 5 Kalium phosphoricum	7
	Nr. 8 Natrium chloratum	7
	Nr. 9 Natrium phosphoricum	12
	Nr. 11 Silicea	7
Cellulite – Orangenhaut	Nr. 1 Calcium fluoratum	7
	Nr. 2 Calcium phosphoricum	7
	Nr. 8 Natrium chloratum	12
	Nr. 9 Natrium phosphoricum	12–20
	Nr. 10 Natrium sulfuricum	12
	Nr. 11 Silicea	7
	Nr. 12 Calcium sulfuricum	7
	Nr. 23 Natrium bicarbonicum	7
Cholesterin	Nr. 5 Kalium phosphoricum	12
• hoch	Nr. 7 Magnesium phosphoricum	12
	Nr. 9 Natrium phosphoricum	12
	Nr. 10 Natrium sulfuricum	12
• niedrig	**Nr. 7 Magnesium phosphoricum**	14
Damm	Nr. 1 Calcium fluoratum	12
• Für die Elastizität zur Geburt		
Darm	**Nr. 3 Ferrum phosphoricum**	20
• -grippe	Nr. 4 Kalium chloratum	12
	Nr. 6 Kalium sulfuricum	7
	Nr. 8 Natrium chloratum	12
	Nr. 10 Natrium sulfuricum	20
Darmkolik	**Nr. 7 Magnesium phosphoricum** als „heiße Sieben"	20
	Nr. 10 Natrium sulfuricum	12

Differenzierung	Schüßler-Salze	Tabl./Tag
Darmträgheit	Nr. 3 Ferrum phosphoricum	7
	Nr. 4 Kalium chloratum	7
	Nr. 7 Magnesium phosphoricum	14
	Nr. 8 Natrium chloratum	12
	Nr. 10 Natrium sulfuricum	12
Depressive Zustände	Nr. 3 Ferrum phosphoricum	20
• allgemein	Nr. 5 Kalium phosphoricum	20
(„Burn-out-Syndrom")	Nr. 8 Natrium chloratum	20
	Nr. 21 Zincum chloratum	7
• Gemütsverstimmung	Nr. 15 Kalium jodatum	12
Diabetes	Nr. 4 Kalium chloratum	7
• Unterstützung und Begleitung	**Nr. 6 Kalium sulfuricum**	12–20
	Nr. 10 Natrium sulfuricum	12–20
	Nr. 21 Zincum chloratum	7
Drüsen	Nr. 4 Kalium chloratum	7
• allgemein	Nr. 7 Magnesium phosphoricum	7
• Eiterung	Nr. 9 Natrium phosphoricum	12
	Nr. 11 Silicea	7
	Nr. 12 Calcium sulfuricum	7
• Entzündung	**Nr. 3 Ferrum phosphoricum**	12
	Nr. 4 Kalium chloratum	7
• Schwellung	**Nr. 4 Kalium chloratum**	20
	Nr. 9 Natrium phosphoricum	12
	Nr. 11 Silicea	7
	Nr. 12 Calcium sulfuricum	7
• Verhärtungen	**Nr. 1 Calcium fluoratum**	12
	Nr. 9 Natrium phosphoricum	12
	Nr. 11 Silicea	7
Durchfall – Diarrhö	**Nr. 3 Ferrum phosphoricum**	20
• allgemein	Nr. 8 Natrium chloratum	12
	Nr. 10 Natrium sulfuricum	12
	Nr. 21 Zincum chloratum	12
	Nr. 22 Calcium carbonicum	12
• durch Übersäuerung	Nr. 9 Natrium phosphoricum	20
• goldgelb	Nr. 9 Natrium phosphoricum	20

Differenzierung	Schüßler-Salze	Tabl./Tag
• grünlich gelb	Nr. 10 Natrium sulfuricum	20
• schaumig	Nr. 8 Natrium chloratum	20
• stinkend faulig	Nr. 5 Kalium phosphoricum	20
• wässrig-gallig	Nr. 10 Natrium sulfuricum Nr. 13 Kalium arsenicosum	20 10
• wässrig-schleimig	Nr. 8 Natrium chloratum	20
• wässrig mit plötzlichem Bauchschneiden	Nr. 7 Magnesium phosphoricum Nr. 13 Kalium arsenicosum	14 12
Durst • zu viel oder zu wenig	Nr. 8 Natrium chloratum	12
Eierstock • Entzündung	**Nr. 3 Ferrum phosphoricum** Nr. 4 Kalium chloratum Nr. 12 Calcium sulfuricum	20 12 7
Eileiter • Fisteln	Nr. 12 Calcium sulfuricum	20
Einlauf • Bei Verstopfung	Nr. 3 Ferrum phosphoricum Nr. 7 Magnesium phosphoricum Nr. 8 Natrium chloratum Nr. 10 Natrium sulfuricum	12 12 12 12
• Zur Reinigung, vor allem bei Fastenkuren	Nr. 3 Ferrum phosphoricum Nr. 4 Kalium chloratum Nr. 5 Kalium phosphoricum **Nr. 6 Kalium sulfuricum** Nr. 7 Magnesium phosphoricum Nr. 8 Natrium chloratum **Nr. 10 Natrium sulfuricum**	12 12 12 12 12 12 20
Einschlafen • Einschlafstörung	Nr. 2 Calcium phosphoricum **Nr. 7 Magnesium phosphoricum** Nr. 14 Kalium bromatum	12 12 12
• Gliedmaßen Durchblutungsstörungen	Nr. 1 Calcium fluoratum **Nr. 2 Calcium phosphoricum** Nr. 9 Natrium phosphoricum Nr. 11 Silicea	12 12 12 7

Differenzierung	Schüßler-Salze	Tabl./Tag
Eisenmangel	**Nr. 3 Ferrum phosphoricum**	12
	Nr. 5 Kalium phosphoricum	12
	Nr. 17 Manganum sulfuricum	7
	Nr. 19 Cuprum arsenicosum	7
Ekzeme	Nr. 3 Ferrum phosphoricum	12
	Nr. 8 Natrium chloratum	12
	Nr. 9 Natrium phosphoricum	12
	Nr. 10 Natrium sulfuricum	12
• Zusätzlich: bei nässenden Ekzemen	Nr. 21 Zincum chloratum	7
	Nr. 24 Arsenum jodatum	7
Empfindlichkeit • Bei Feuchtigkeit	Nr. 6 Kalium sulfuricum	7
• Bei Lärm, Geräuschen und Licht	Nr. 11 Silicea	7
• Bei Zugluft	Nr. 8 Natrium chloratum	7
• Schmerzempfindlichkeit	Nr. 2 Calcium phosphoricum	7
	Nr. 5 Kalium phosphoricum	7
	Nr. 8 Natrium chloratum	7
	Nr. 9 Natrium phosphoricum	12
	Nr. 11 Silicea	7
Energiemangel	Nr. 2 Calcium phosphoricum	12
	Nr. 5 Kalium phosphoricum	12
	Nr. 7 Magnesium phosphoricum	12
Entgiftung • allgemein	Nr. 4 Kalium chloratum	12
	Nr. 8 Natrium chloratum	12
• Schwermetalle	Nr. 8 Natrium chloratum	12
	Nr. 21 Zincum chloratum	7
Entsäuerung	Nr. 8 Natrium chloratum	7
	Nr. 9 Natrium phosphoricum	12
	Nr. 10 Natrium sulfuricum	12
	Nr. 12 Calcium sulfuricum	7
	Nr. 21 Zincum chloratum	12
	Nr. 23 Natrium bicarbonicum	12

Differenzierung	Schüßler-Salze	Tabl./Tag
Entschlackungskur	Nr. 4 Kalium chloratum	7
• V. a. für das Frühjahr	Nr. 8 Natrium chloratum	12
	Nr. 9 Natrium phosphoricum	20
	Nr. 10 Natrium sulfuricum	20
Entzündungen	**Nr. 3 Ferrum phosphoricum**	20
• Akut	Nr. 9 Natrium phosphoricum	20
Erfrierungen	Nr. 3 Ferrum phosphoricum	12
	Nr. 10 Natrium sulfuricum	20
Erkältungen	**Nr. 3 Ferrum phosphoricum**	12–20
	Nr. 4 Kalium chloratum	12
	Nr. 8 Natrium chloratum	12
	Nr. 10 Natrium sulfuricum	12
	Nr. 21 Zincum chloratum	7
• Fieber (bis 38,5 Grad)	Nr. 3 Ferrum phosphoricum	20
• Vorbeugung	Nr. 3 Ferrum phosphoricum	12
Erröten	Nr. 7 Magnesium phosphoricum als „heiße Sieben“	14
Erschlaffung	**Nr. 1 Calcium fluoratum**	12
• Haut – faltig, runzelig	Nr. 5 Kalium phosphoricum	7
	Nr. 8 Natrium chloratum	7
	Nr. 9 Natrium phosphoricum	12
	Nr. 11 Silicea	7
• Bänder und elastische Fasern	**Nr. 1 Calcium fluoratum**	12
	Nr. 9 Natrium phosphoricum	12
	Nr. 11 Silicea	7
Erschöpfung	Nr. 3 Ferrum phosphoricum	12
	Nr. 5 Kalium phosphoricum	12
	Nr. 8 Natrium chloratum	12
	Nr. 22 Calcium carbonicum	12
Erste Hilfe	Nr. 3 Ferrum phosphoricum	20–30
Faltenbildung	Nr. 1 Calcium fluoratum	12
	Nr. 9 Natrium phosphoricum	12
	Nr. 11 Silicea	12

Differenzierung	Schüßler-Salze	Tabl./Tag
Ferse • Risse	Nr. 1 Calcium fluoratum	12
Fersensporn	**Nr. 1 Calcium fluoratum** **Nr. 2 Calcium phosphoricum** Nr. 3 Ferrum phosphoricum Nr. 7 Magnesium phosphoricum	12 12 12 14
Fett • Fettleibigkeit	Nr. 9 Natrium phosphoricum	20–30
• Fettsucht – Adipositas	**Nr. 9 Natrium phosphoricum**	20
• Geschwulst – Lipom	Nr. 9 Natrium phosphoricum	20
Fieber • Fieberkrampf	Nr. 2 Calcium phosphoricum Nr. 3 Ferrum phosphoricum Nr. 5 Kalium phosphoricum Nr. 7 Magnesium phosphoricum Nr. 19 Cuprum arsenicosum	20 12 12 14 7
• Niedriges Fieber	Nr. 3 Ferrum phosphoricum	20–30
• Hohes Fieber über 38,8 Grad	Nr. 5 Kalium phosphoricum	20–30
Fieberblasen – Herpes simplex	Nr. 3 Ferrum phosphoricum Nr. 8 Natrium chloratum **Nr. 10 Natrium sulfuricum**	12 12 20
Fingernägel • Allzu biegsam, weich	Nr. 1 Calcium fluoratum	12
• Brüchig – lösen sich in Schichten auf	Nr. 9 Natrium phosphoricum **Nr. 11 Silicea**	12 7
• Hart, spröde, splittern wie Glas	Nr. 1 Calcium fluoratum	12
Fingernägelkauen	Nr. 2 Calcium phosphoricum **Nr. 7 Magnesium phosphoricum**	12 14

Differenzierung	Schüßler-Salze	Tabl./Tag
Fisteln	Nr. 3 Ferrum phosphoricum Nr. 4 Kalium chloratum Nr. 9 Natrium phosphoricum Nr. 10 Natrium sulfuricum Nr. 11 Silicea **Nr. 12 Calcium sulfuricum**	7 12 12–15 12 7–10 12
Fontanelle • Langsam schließend bei Kleinkindern	Nr. 1 Calcium fluoratum **Nr. 2 Calcium phosphoricum** Nr. 22 Calcium carbonicum	12 12 12
Frühgeborene • Allgemein zur Stärkung	Nr. 2 Calcium phosphoricum Nr. 3 Ferrum phosphoricum Nr. 5 Kalium phosphoricum Nr. 8 Natrium chloratum	12 12 12 12
Frühjahrsmüdigkeit	Nr. 4 Kalium chloratum **Nr. 5 Kalium phosphoricum** Nr. 8 Natrium chloratum Nr. 9 Natrium phosphoricum **Nr. 10 Natrium sulfuricum**	7–10 7–10 7–10 7–10 7–10
Furunkel	Nr. 1 Calcium fluoratum **Nr. 9 Natrium phosphoricum** Nr. 11 Silicea Nr. 12 Calcium sulfuricum Nr. 21 Zincum chloratum	7 20 7 7 7
Füße • Feuchtkalt/Schweiß	**Nr. 8 Natrium chloratum** Nr. 9 Natrium phosphoricum Nr. 11 Silicea	12 12 7
• Geschwollen – nach Druck bleibt Vertiefung	Nr. 8 Natrium chloratum	20
• Geschwollen – nach Druck bleibt Vertiefung nicht	Nr. 10 Natrium sulfuricum	20
Fußpilz	Nr. 3 Ferrum phosphoricum **Nr. 5 Kalium phosphoricum** **Nr. 6 Kalium sulfuricum** Nr. 8 Natrium chloratum Nr. 9 Natrium phosphoricum **Nr. 10 Natrium sulfuricum**	7 12 7 12 12 12

Differenzierung	Schüßler-Salze	Tabl./Tag
Galle	Nr. 6 Kalium sulfuricum	7
	Nr. 9 Natrium phosphoricum	12
	Nr. 10 Natrium sulfuricum	12–15
• Erbrechen	Nr. 3 Ferrum phosphoricum	12
	Nr. 7 Magnesium phosphoricum	14
	Nr. 10 Natrium sulfuricum	12
• Gallenblasenentzündung	Nr. 3 Ferrum phosphoricum	12
	Nr. 10 Natrium sulfuricum	20
	Nr. 12 Calcium sulfuricum	7
• Steine s. Steinbildung		
Gebärmutter • Ausscheidung: klar, eiweißartig, mild	**Nr. 2 Calcium phosphoricum**	12
	Nr. 8 Natrium chloratum	12
• Ausscheidung: bräunlich gelb – schleimig	**Nr. 6 Kalium sulfuricum**	12
	Nr. 10 Natrium sulfuricum	
• Ausscheidung: stinkend, schmierig	**Nr. 5 Kalium phosphoricum**	20
	Nr. 8 Natrium chloratum	12
• Krämpfe der Gebärmutter	Nr. 3 Ferrum phosphoricum	12
	Nr. 7 Magnesium phosphoricum	20
• Senkung	Nr. 1 Calcium fluoratum	20
Geburt • Wehentätigkeit	Nr. 2 Calcium phosphoricum	12
	Nr. 7 Magnesium phosphoricum	12
• Dammschnitt	Nr. 1 Calcium fluoratum	12
	Nr. 3 Ferrum phosphoricum	12
	Nr. 5 Kalium phosphoricum	12
	Nr. 8 Natrium chloratum	12
	Nr. 9 Natrium phosphoricum	12
	Nr. 11 Silicea	12
• Milchbildung	Nr. 4 Kalium chloratum	12
	Nr. 8 Natrium chloratum	12
• Rückbildung der Gebärmutter	Nr. 1 Calcium fluoratum	12
	Nr. 3 Ferrum phosphoricum	12
	Nr. 11 Silicea	7

Differenzierung	Schüßler-Salze	Tabl./Tag
• Vorbereitung s. Schwangerschaftsbegleitung		
• Wehenschwäche	Nr. 5 Kalium phosphoricum	20
	Nr. 7 Magnesium phosphoricum	20
Gedächtnis	Nr. 3 Ferrum phosphoricum	12
• Konzentration, Lern- und Denkfähigkeit	**Nr. 5 Kalium phosphoricum**	20
	Nr. 8 Natrium chloratum	12
Gelenke	Nr. 1 Calcium fluoratum	7
• Beschwerden	Nr. 2 Calcium phosphoricum	12
	Nr. 3 Ferrum phosphoricum	12
	Nr. 5 Kalium phosphoricum	7
	Nr. 8 Natrium chloratum	20
	Nr. 9 Natrium phosphoricum	12–15
	Nr. 11 Silicea	7
Gelenkentzündungen	Nr. 1 Calcium fluoratum	7
• Akut	Nr. 2 Calcium phosphoricum	12
	Nr. 3 Ferrum phosphoricum	20–30
	Nr. 8 Natrium chloratum	20
	Nr. 9 Natrium phosphoricum	12
	Nr. 11 Silicea	7
	Nr. 22 Calcium carbonicum	7
Gelenkrheumatismus s. Rheuma		
Geräuschempfindlichkeit	Nr. 11 Silicea	7
Gereiztheit	Nr. 2 Calcium phosphoricum	12
	Nr. 7 Magnesium phosphoricum	12
	Nr. 9 Natrium phosphoricum	12
	Nr. 11 Silicea	12
Gerstenkorn	Nr. 3 Ferrum phosphoricum	7–10
	Nr. 4 Kalium chloratum	7
	Nr. 9 Natrium phosphoricum	12
	Nr. 11 Silicea	7
Geruchsverlust	**Nr. 8 Natrium chloratum**	20
	Nr. 21 Zincum chloratum	12
Geschmack • Bitterer Geschmack im Mund	Nr. 10 Natrium sulfuricum	12

Differenzierung	Schüßler-Salze	Tabl./Tag
• Geschmackssinn eingeschränkt oder verloren	**Nr. 8 Natrium chloratum** Nr. 21 Zincum chloratum	12–15 7
• Salziger Geschmack im Mund	Nr. 8 Natrium chloratum	12–15
• Saurer Geschmack im Mund	Nr. 9 Natrium phosphoricum	12–15
Geschwüre s. Furunkel		
Gewicht • Gewichtszunahme durch Antriebslosigkeit	Nr. 15 Kalium jodatum	5–7
• Gewichtsabnahme durch innere Unruhe	Nr. 14 Kalium bromatum Nr. 15 Kalium jodatum	7 3–5
• Gewichtsabnahme trotz Heißhunger	Nr. 2 Calcium phosphoricum Nr. 18 Calcium sulfuratum	12 3
• Eiweißdickleibigkeit	Nr. 2 Calcium phosphoricum Nr. 4 Kalium chloratum Nr. 12 Calcium sulfuricum	12 12 12
• Fettdickleibigkeit	Nr. 9 Natrium phosphoricum	20
• Schadstoffdickleibigkeit	Nr. 10 Natrium sulfuricum	20
Gicht	Nr. 3 Ferrum phosphoricum **Nr. 8 Natrium chloratum** **Nr. 9 Natrium phosphoricum** Nr. 10 Natrium sulfuricum Nr. 11 Silicea Nr. 12 Calcium sulfuricum Nr. 16 Lithium chloratum Nr. 23 Natrium bicarbonicum	12 20 20 12 7 7 3 7
Glaukom – grüner Star s. Starerkrankungen		
Gliederschmerzen	Nr. 3 Ferrum phosphoricum Nr. 10 Natrium sulfuricum	12 20
Grauer Star s. Starerkrankungen		

Differenzierung	Schüßler-Salze	Tabl./Tag
Grippe	**Nr. 3 Ferrum phosphoricum** Nr. 4 Kalium chloratum Nr. 5 Kalium phosphoricum Nr. 6 Kalium sulfuricum Nr. 8 Natrium chloratum **Nr. 10 Natrium sulfuricum** Nr. 12 Calcium sulfuricum	12 7 7 7 12 12 7
Grüner Star s. Starerkrankungen		
Haare	Nr. 8 Natrium chloratum **Nr. 9 Natrium phosphoricum** **Nr. 11 Silicea** **Nr. 21 Zincum chloratum**	7 12 7 7
• Bei Kahlköpfigkeit	Nr. 5 Kalium phosphoricum Nr. 9 Natrium phosphoricum Nr. 11 Silicea Nr. 21 Zincum chloratum	12 12 12 12
• Frühzeitiges Ergrauen	Nr. 2 Calcium phosphoricum **Nr. 5 Kalium phosphoricum** **Nr. 6 Kalium sulfuricum** Nr. 8 Natrium chloratum **Nr. 9 Natrium phosphoricum** Nr. 10 Natrium sulfuricum Nr. 11 Silicea **Nr. 21 Zincum chloratum**	7 12 12 12 12 12 7 12
• Schuppenbildung auf klebrigem Haarboden	Nr. 6 Kalium sulfuricum	7
• Schuppenbildung mit trockenem Haarboden	Nr. 1 Calcium fluoratum Nr. 8 Natrium chloratum	7 7
• Brüchige, gespaltene Haarspitzen	**Nr. 9 Natrium phosphoricum** Nr. 11 Silicea	12–15 7
Halsentzündungen	Nr. 3 Ferrum phosphoricum Nr. 4 Kalium chloratum Nr. 9 Natrium phosphoricum Nr. 12 Calcium sulfuricum	7–10 7–10 7 7

Differenzierung	Schüßler-Salze	Tabl./Tag
Hämorrhoiden s. Krampfadern		
Harn		
• Harnstau	Nr. 5 Kalium phosphoricum	7
	Nr. 8 Natrium chloratum	12
	Nr. 10 Natrium sulfuricum	10
• Häufiger Drang zum Harnlassen	Nr. 8 Natrium chloratum	12
• Harnwegsentzündung	**Nr. 3 Ferrum phosphoricum**	15–20
	Nr. 8 Natrium chloratum	12
	Nr. 9 Natrium phosphoricum	7–10
	Nr. 12 Calcium sulfuricum	7–10
	Nr. 16 Lithium chloratum	3
• Krampfhaftes Verhalten des Harns	Nr. 3 Ferrum phosphoricum	7
	Nr. 5 Kalium phosphoricum	12
	Nr. 7 Magnesium phosphoricum	12
	Nr. 9 Natrium phosphoricum	7
	Nr. 11 Silicea	5
• Wenn beim Harnlassen die Harnröhre brennt	Nr. 8 Natrium chloratum	12
• Tröpfelinkontinenz	**Nr. 1 Calcium fluoratum**	12
	Nr. 3 Ferrum phosphoricum	7
	Nr. 8 Natrium chloratum	7
	Nr. 10 Natrium sulfuricum	7–10
• Wenn Eiweiß im Harn nachweisbar ist	Nr. 2 Calcium phosphoricum	20
	Nr. 8 Natrium chloratum	12
• Scharf-sauer riechend	Nr. 9 Natrium phosphoricum	20
Harnsäure	Nr. 8 Natrium chloratum	12
• Abbau der Harnsäure	**Nr. 9 Natrium phosphoricum**	12
	Nr. 11 Silicea	5–7
	Nr. 23 Natrium bicarbonicum	7
• Lösung der Harnsäure	**Nr. 11 Silicea**	3–7
	Nr. 16 Lithium chloratum	3
Harnwegsentzündungen	**Nr. 3 Ferrum phosphoricum**	20
	Nr. 8 Natrium chloratum	12
	Nr. 9 Natrium phosphoricum	12
	Nr. 12 Calcium sulfuricum	7

Differenzierung	Schüßler-Salze	Tabl./Tag
Haut • Nährung und Aufbau	Nr. 1 Calcium fluoratum Nr. 3 Ferrum phosphoricum Nr. 4 Kalium chloratum Nr. 6 Kalium sulfuricum Nr. 8 Natrium chloratum Nr. 9 Natrium phosphoricum Nr. 10 Natrium sulfuricum Nr. 11 Silicea Nr. 21 Zincum chloratum	7 7 7 5–7 7 7 7 5–7 7
• Abschuppung, klebrig, gelb	Nr. 6 Kalium sulfuricum	7
• Juckend	Nr. 6 Kalium sulfuricum **Nr. 7 Magnesium phosphoricum** **Nr. 10 Natrium sulfuricum** Nr. 24 Arsenum jodatum	5–7 12 12 5–7
• Zusätzlich: bei nässenden Ekzemen	Nr. 13 Kalium arsenicosum Nr. 24 Arsenum jodatum	7 3
• Rötung (warm bis heiß)	**Nr. 3 Ferrum phosphoricum**	12
• Trocken – fettarm	Nr. 9 Natrium phosphoricum	12
• Trocken – feuchtigkeitsarm	Nr. 8 Natrium chloratum	12
• Verhärtungen	Nr. 1 Calcium fluoratum	12
• Verrunzlung, welke Haut	Nr. 1 Calcium fluoratum	12
Hautausschläge • Chronisch juckend	Nr. 6 Kalium sulfuricum Nr. 7 Magnesium phosphoricum Nr. 10 Natrium sulfuricum Nr. 24 Arsenum jodatum	12 12 20 7
Hautpilz s. Pilzerkrankung		
Heiserkeit	Nr. 2 Calcium phosphoricum **Nr. 3 Ferrum phosphoricum** Nr. 4 Kalium chloratum Nr. 5 Kalium phosphoricum Nr. 7 Magnesium phosphoricum Nr. 15 Kalium jodatum	7 7 7 7 7 5–7

Differenzierung	Schüßler-Salze	Tabl./Tag
Herpes simplex	**Nr. 3 Ferrum phosphoricum**	10
• Beginnend	Nr. 8 Natrium chloratum	12
	Nr. 10 Natrium sulfuricum	20
	Nr. 21 Zincum chloratum	12
• Wenn die Krankheit fortgeschritten und ausgebreitet ist; auch bei Bläschen im Genitalbereich	Nr. 3 Ferrum phosphoricum	12
	Nr. 5 Kalium phosphoricum	7
	Nr. 8 Natrium chloratum	12
	Nr. 9 Natrium phosphoricum	12
	Nr. 10 Natrium sulfuricum	20–30
	Nr. 21 Zincum chloratum	12
Herz (Unterstützung und Begleitung)	Nr. 2 Calcium phosphoricum	12
• Anregung der Herztätigkeit	**Nr. 5 Kalium phosphoricum**	12
	Nr. 7 Magnesium phosphoricum	12
	Nr. 15 Kalium jodatum	7
• Schwäche	Nr. 5 Kalium phosphoricum	12
• Erschlaffung, Ermüdung, Erweiterung	**Nr. 1 Calcium fluoratum**	7
	Nr. 5 Kalium phosphoricum	7
	Nr. 7 Magnesium phosphoricum	7
	Nr. 9 Natrium phosphoricum	12
	Nr. 11 Silicea	7
Herzklopfen	Nr. 7 Magnesium phosphoricum als „heiße Sieben"	14
• Nervöses		
• Verstärkt in der Nacht	Nr. 2 Calcium phosphoricum	12
• Im Falle einer Rhythmusstörung	Nr. 2 Calcium phosphoricum	12
	Nr. 7 Magnesium phosphoricum	14
	Nr. 8 Natrium chloratum	12
• Starkes Herzklopfen	Nr. 7 Magnesium phosphoricum	12
	Nr. 16 Lithium chloratum	3
Herzrhythmus	Nr. 2 Calcium phosphoricum	7
	Nr. 5 Kalium phosphoricum	7
	Nr. 7 Magnesium phosphoricum	14
Herzschlag	Nr. 15 Kalium jodatum	5–7
• Herzrasen		
• Unregelmäßig	Nr. 7 Magnesium phosphoricum	14

Differenzierung	Schüßler-Salze	Tabl./Tag
• Wenn der Herzschlag beschleunigt ist	Nr. 2 Calcium phosphoricum	12
• Zu langsam, zu schwach	Nr. 5 Kalium phosphoricum	12
Herzstärkung	Nr. 2 Calcium phosphoricum **Nr. 5 Kalium phosphoricum** **Nr. 7 Magnesium phosphoricum** Nr. 8 Natrium chloratum	7 7 14 7
Heuschnupfen	Nr. 2 Calcium phosphoricum Nr. 3 Ferrum phosphoricum Nr. 4 Kalium chloratum Nr. 6 Kalium sulfuricum **Nr. 8 Natrium chloratum** Nr. 10 Natrium sulfuricum Nr. 24 Arsenum jodatum	7 7 7 5 12–20 12 5–7
Hexenschuss – Lumbago • Allgemein	Nr. 1 Calcium fluoratum **Nr. 2 Calcium phosphoricum** Nr. 3 Ferrum phosphoricum **Nr. 7 Magnesium phosphoricum** Nr. 8 Natrium chloratum **Nr. 9 Natrium phosphoricum** **Nr. 11 Silicea**	7 12 12 14–20 12 12 7
Hitzestau	Nr. 3 Ferrum phosphoricum **Nr. 8 Natrium chloratum** Nr. 10 Natrium sulfuricum	7 12–20 7
Hitzewallungen • Zum Kopf	Nr. 3 Ferrum phosphoricum Nr. 7 Magnesium phosphoricum	12 12
Hühneraugen	**Nr. 1 Calcium fluoratum** Nr. 8 Natrium chloratum Nr. 11 Silicea	7 7 7
Hüsteln • Unentwegtes Hüsteln und Räuspern	Nr. 15 Kalium jodatum Nr. 16 Lithium chloratum	7 7
Husten • Abends schlimmer, Schleimrasseln – ohne Auswurf	Nr. 4 Kalium chloratum Nr. 6 Kalium sulfuricum Nr. 8 Natrium chloratum Nr. 10 Natrium sulfuricum	7 7 12 12
• Allgemein – weißer zäher Schleim	Nr. 4 Kalium chloratum	12–20

Differenzierung	Schüßler-Salze	Tabl./Tag
• Auswurf eitrig	Nr. 9 Natrium phosphoricum Nr. 11 Silicea Nr. 12 Calcium sulfuricum	12 7 7
• Bellend	Nr. 2 Calcium phosphoricum	12–20
• Krampfartig	Nr. 2 Calcium phosphoricum **Nr. 7 Magnesium phosphoricum**	12 14–20
• Reizhusten	Nr. 2 Calcium phosphoricum Nr. 8 Natrium chloratum	12 12
• Schleim bräunlich gelb, ocker	Nr. 6 Kalium sulfuricum	12
• Schleim gelblich grün	Nr. 10 Natrium sulfuricum	12
• Schleim honiggelb	Nr. 9 Natrium phosphoricum	12
• Schleim übelriechend, faulig	Nr. 5 Kalium phosphoricum	12
• Schleimstau nach der Nacht	Nr. 4 Kalium chloratum Nr. 6 Kalium sulfuricum Nr. 8 Natrium chloratum	12 12 12
• Trocken – ohne Schleim	Nr. 3 Ferrum phosphoricum **Nr. 8 Natrium chloratum**	12 20
• Wenn das Hüsteln von einem ständigen Räuspern schwer zu unterscheiden ist	Nr. 2 Calcium phosphoricum **Nr. 15 Kalium jodatum**	7 12
• Wenn der Schleim glasklar und leicht schaumig ist	Nr. 8 Natrium chloratum	12
Hyperaktivität s. ADS (Aufmerksamkeits- Defizit-Syndrom)		
Immunsystem • Stärkung	Nr. 2 Calcium phosphoricum **Nr. 3 Ferrum phosphoricum** Nr. 5 Kalium phosphoricum Nr. 8 Natrium chloratum Nr. 21 Zincum chloratum	7 7–10 7 7 7

Differenzierung	Schüßler-Salze	Tabl./Tag
Impfung • Zur Vorbereitung und nachher zur Vorbeugung von Folgen	Nr. 2 Calcium phosphoricum Nr. 3 Ferrum phosphoricum Nr. 4 Kalium chloratum Nr. 12 Calcium sulfuricum Nr. 21 Zincum chloratum	7 12 7 7 7
Infektion • Vorbeugung	**Nr. 3 Ferrum phosphoricum** Nr. 9 Natrium phosphoricum Nr. 10 Natrium sulfuricum	12 7 7
Insektenstiche	**Nr. 2 Calcium phosphoricum** Nr. 3 Ferrum phosphoricum **Nr. 8 Natrium chloratum**	12 7 12
Ischias s. Hexenschuss		
Jetlag	Nr. 3 Ferrum phosphoricum Nr. 5 Kalium phosphoricum Nr. 8 Natrium chloratum Nr. 25 Aurum chloratum natronatum	12 12 12 7
Juckreiz	Nr. 6 Kalium sulfuricum **Nr. 7 Magnesium phosphoricum** Nr. 8 Natrium chloratum **Nr. 10 Natrium sulfuricum** Nr. 12 Calcium sulfuricum	7 14 7–10 12 12
Kälte • Kältegefühl der Haut	Nr. 2 Calcium phosphoricum	12
• Kältegefühl in den Extremitäten (Hände und Füße)	Nr. 8 Natrium chloratum	12
Karbunkel s. Furunkel		
Karies • Zur Vorbeugung	**Nr. 1 Calcium fluoratum** **Nr. 2 Calcium phosphoricum** Nr. 7 Magnesium phosphoricum **Nr. 8 Natrium chloratum** Nr. 9 Natrium phosphoricum Nr. 11 Silicea Nr. 21 Zincum chloratum	7 7 7 7 7 5 5

Differenzierung	Schüßler-Salze	Tabl./Tag
Karpaltunnel-Syndrom	**Nr. 1 Calcium fluoratum**	12
	Nr. 2 Calcium phosphoricum	12
	Nr. 3 Ferrum phosphoricum	12
	Nr. 5 Kalium phosphoricum	7
	Nr. 8 Natrium chloratum	7
	Nr. 9 Natrium phosphoricum	7
Katarrh-Absonderungen der Schleimhäute	Nr. 3 Ferrum phosphoricum	12
	Nr. 4 Kalium chloratum	7
	Nr. 8 Natrium chloratum	12
	Nr. 10 Natrium sulfuricum	12
• Zusätzlich: bräunlich-gelblicher Schleim	Nr. 6 Kalium sulfuricum	7
• Zusätzlich: dicker, gelblicher Eiter	Nr. 9 Natrium phosphoricum	12
	Nr. 11 Silicea	7
	Nr. 12 Calcium sulfuricum	7
Kehlkopf	**Nr. 3 Ferrum phosphoricum**	12
• Entzündung	Nr. 6 Kalium sulfuricum	5
	Nr. 8 Natrium chloratum	7
	Nr. 9 Natrium phosphoricum	7–12
	Nr. 10 Natrium sulfuricum	7–12
	Nr. 11 Silicea	5
Keuchhusten	Nr. 2 Calcium phosphoricum	7
	Nr. 3 Ferrum phosphoricum	7
	Nr. 5 Kalium phosphoricum	7
	Nr. 7 Magnesium phosphoricum	12
	Nr. 8 Natrium chloratum	7
	Nr. 10 Natrium sulfuricum	7
• Zusätzlich: Schleim, milchig-weiß und fadenziehend	Nr. 4 Kalium chloratum	7
Kiefer	Nr. 1 Calcium fluoratum	7
• Kiefergelenksarthrose	Nr. 2 Calcium phosphoricum	12
	Nr. 8 Natrium chloratum	7
	Nr. 9 Natrium phosphoricum	12
	Nr. 11 Silicea	5
	Nr. 21 Zincum chloratum	12
• Kiefersperre	Nr. 2 Calcium phosphoricum	12
	Nr. 7 Magnesium phosphoricum	14

Differenzierung	Schüßler-Salze	Tabl./Tag
• Knacken der Kiefergelenke	Nr. 2 Calcium phosphoricum Nr. 5 Kalium phosphoricum Nr. 7 Magnesium phosphoricum **Nr. 8 Natrium chloratum**	7 7 7 12
Kieferhöhle • Druck in der Kieferhöhle	Nr. 4 Kalium chloratum Nr. 6 Kalium sulfuricum **Nr. 8 Natrium chloratum** Nr. 10 Natrium sulfuricum	7 7 12 12
• Zusätzlich: bei Schmerzen	Nr. 3 Ferrum phosphoricum	12
• Zusätzlich: bei Vereiterung	Nr. 9 Natrium phosphoricum Nr. 11 Silicea Nr. 12 Calcium sulfuricum	12 7 7
Kinderkrankheiten • 1. Stadium der Krankheit	Nr. 3 Ferrum phosphoricum	12
• 2. Stadium der Krankheit – wenn sich die Krankheit im Körper festzusetzen droht	Nr. 4 Kalium chloratum	12
• 3. Stadium der Krankheit – wenn sich die Krankheit festgesetzt hat	Nr. 6 Kalium sulfuricum zur Ausscheidung: Nr. 10 Natrium sulfuricum	12 12
• Stärkung	**Nr. 2 Calcium phosphoricum** Nr. 3 Ferrum phosphoricum Nr. 5 Kalium phosphoricum Nr. 8 Natrium chloratum	12 7 7 7
KISS-Syndrom s. Schiefhals		
Klaustrophobie	Nr. 6 Kalium sulfuricum	12
Klimakterium s. Wechseljahre		
Kloßgefühl im Hals (Globusgefühl)	Nr. 7 Magnesium phosphoricum	14
Knie • Entzündung	Nr. 3 Ferrum phosphoricum	12

Differenzierung	Schüßler-Salze	Tabl./Tag
• Geschwollen – nach Druck bleibt die Vertiefung	Nr. 4 Kalium chloratum	7
	Nr. 8 Natrium chloratum	7
	Nr. 10 Natrium sulfuricum	12
• Kniegelenkarthrose	Nr. 1 Calcium fluoratum	7
	Nr. 2 Calcium phosphoricum	7
	Nr. 8 Natrium chloratum	7
	Nr. 9 Natrium phosphoricum	12
	Nr. 11 Silicea	5
• Rheumatische Schmerzen – nach Druck bleibt die Vertiefung nicht	Nr. 8 Natrium chloratum	7
	Nr. 9 Natrium phosphoricum	12
	Nr. 11 Silicea	5–7
• Versteift	**Nr. 1 Calcium fluoratum**	12
	Nr. 8 Natrium chloratum	7
	Nr. 9 Natrium phosphoricum	7
	Nr. 11 Silicea	5
Knochen • Aufbau	Nr. 1 Calcium fluoratum	7
	Nr. 2 Calcium phosphoricum	12
	Nr. 5 Kalium phosphoricum	7
	Nr. 7 Magnesium phosphoricum	7
	Nr. 8 Natrium chloratum	7
	Nr. 9 Natrium phosphoricum	7
	Nr. 11 Silicea	5
	Nr. 17 Manganum sulfuricum	3–5
• Bei Entkalkung	**Nr. 2 Calcium phosphoricum**	12–20
	Nr. 9 Natrium phosphoricum	12
• Härte der Knochen	Nr. 1 Calcium fluoratum	12
	Nr. 7 Magnesium phosphoricum	12
• Überbeine	**Nr. 1 Calcium fluoratum**	7
	Nr. 9 Natrium phosphoricum	7
	Nr. 11 Silicea	5–7
• Zusätzlich sinnvoll	Nr. 22 Calcium carbonicum	7

Differenzierung	Schüßler-Salze	Tabl./Tag
Knochenbrüche	Nr. 1 Calcium fluoratum **Nr. 2 Calcium phosphoricum** Nr. 3 Ferrum phosphoricum Nr. 5 Kalium phosphoricum Nr. 8 Natrium chloratum Nr. 9 Natrium phosphoricum Nr. 11 Silicea Nr. 22 Calcium carbonicum	7 12–20 7 7 7 7 5 5–7
Knorpel • Aufbau	**Nr. 8 Natrium chloratum** Nr. 17 Manganum sulfuricum	12 5
• Geschwulst, wenn der Knorpel aufgetrieben ist	**Nr. 8 Natrium chloratum** Nr. 9 Natrium phosphoricum Nr. 11 Silicea	12 12 7
Koliken	Nr. 7 Magnesium phosphoricum als „heiße Sieben"	14
Konzentration s. Gedächtnis		
Kopfhaut • Schuppen	Nr. 8 Natrium chloratum	12
• Wenn die Haare „unter Strom stehen"	Nr. 9 Natrium phosphoricum Nr. 11 Silicea	12 5–7
Kopfschmerzen • allgemein	Nr. 2 Calcium phosphoricum **Nr. 3 Ferrum phosphoricum** Nr. 5 Kalium phosphoricum Nr. 6 Kalium sulfuricum **Nr. 7 Magnesium phosphoricum** Nr. 8 Natrium chloratum Nr. 10 Natrium sulfuricum	7 7 7 5 12 7 7–10
• Als Folge geistiger Anstrengung	Nr. 5 Kalium phosphoricum	7–10
• An der Schläfe	Nr. 11 Silicea	12
• Zusätzlich, wenn chronisch	Nr. 19 Cuprum arsenicosum	7
• Dumpf	Nr. 8 Natrium chloratum Nr. 10 Natrium sulfuricum	12 12

Differenzierung	Schüßler-Salze	Tabl./Tag
• Hinter der Stirn	Nr. 10 Natrium sulfuricum Nr. 11 Silicea	12 7
• Klopfend, pochend	Nr. 3 Ferrum phosphoricum	12
• Spannungskopfschmerz	Nr. 2 Calcium phosphoricum	12
• Heiße Stirn	Nr. 3 Ferrum phosphoricum	12
Krampfadern	Nr. 1 Calcium fluoratum Nr. 4 Kalium chloratum Nr. 9 Natrium phosphoricum Nr. 11 Silicea	12 7 12–15 7–12
• Zusätzlich: bei Schmerzen	Nr. 3 Ferrum phosphoricum	7
Krämpfe • Kurz und schmerzhaft, kolikartig	Nr. 7 Magnesium phosphoricum	14
• Muskelkrämpfe	Nr. 2 Calcium phosphoricum Nr. 7 Magnesium phosphoricum Nr. 9 Natrium phosphoricum	12 12 12
Kreislaufschwäche	Nr. 2 Calcium phosphoricum Nr. 3 Ferrum phosphoricum Nr. 5 Kalium phosphoricum Nr. 7 Magnesium phosphoricum Nr. 8 Natrium chloratum	7–12 7 12–20 12 7
Kurzsichtigkeit	**Nr. 1 Calcium fluoratum** Nr. 2 Calcium phosphoricum Nr. 9 Natrium phosphoricum Nr. 11 Silicea	5 7 7 5
Lampenfieber	Nr. 7 Magnesium phosphoricum	14
Leber • Stärkung	Nr. 4 Kalium chloratum Nr. 6 Kalium sulfuricum Nr. 9 Natrium phosphoricum **Nr. 10 Natrium sulfuricum** Nr. 21 Zincum chloratum	7 7 7 12 5–7
Lernmischung s. Gedächtnis		
• Prüfungsangst, -stress	Nr. 7 Magnesium phosphoricum („Heiße Sieben“)	12

Differenzierung	Schüßler-Salze	Tabl./Tag
Lichtempfindlichkeit	Nr. 9 Natrium phosphoricum **Nr. 11 Silicea** Nr. 21 Zincum chloratum	7 7 5
Lid • Entzündung des Lidrandes	Nr. 3 Ferrum phosphoricum Nr. 4 Kalium chloratum **Nr. 8 Natrium chloratum**	7 7 12
• Unwillkürliches Zucken der Lider	Nr. 7 Magnesium phosphoricum Nr. 9 Natrium phosphoricum **Nr. 11 Silicea**	7 7 12
• Verklebt	Nr. 5 Kalium phosphoricum **Nr. 8 Natrium chloratum** Nr. 12 Calcium sulfuricum	5 7 3–5
Lippen • Aufgesprungen	Nr. 1 Calcium fluoratum	7–10
• Blau	Nr. 1 Calcium fluoratum	7–10
• Blass	Nr. 2 Calcium phosphoricum	7–10
• Milchig	Nr. 4 Kalium chloratum	7–10
• Rissig, trocken	**Nr. 1 Calcium fluoratum** Nr. 3 Ferrum phosphoricum Nr. 8 Natrium chloratum	7–10 7 7
Lufthunger • ständiges Bedürfnis nach frischer Luft	**Nr. 6 Kalium sulfuricum** Nr. 10 Natrium sulfuricum	12 12
Lunge • Stärkung Bei Anwendung länger als 7 Tage zusätzlich:	Nr. 3 Ferrum phosphoricum Nr. 4 Kalium chloratum Nr. 6 Kalium sulfuricum Nr. 24 Arsenum jodatum Nr. 10 Natrium sulfuricum	5–7 5–7 5–7 7 7
• Entzündung	**Nr. 3 Ferrum phosphoricum** Nr. 4 Kalium chloratum Nr. 5 Kalium phosphoricum Nr. 6 Kalium sulfuricum Nr. 8 Natrium chloratum Nr. 10 Natrium sulfuricum	12 7 7 7 12 12

Differenzierung	Schüßler-Salze	Tabl./Tag
Lymphknoten	Nr. 2 Calcium phosphoricum	7
• Entzündung	**Nr. 3 Ferrum phosphoricum**	12
	Nr. 7 Magnesium phosphoricum	12
	Nr. 9 Natrium phosphoricum	12
	Nr. 12 Calcium sulfuricum	5–7
• Schwellung	Nr. 4 Kalium chloratum	7
	Nr. 7 Magnesium phosphoricum	12
	Nr. 9 Natrium phosphoricum	12
	Nr. 10 Natrium sulfuricum	7
• **Magen** Druckgefühl	Nr. 6 Kalium sulfuricum	7
	Nr. 8 Natrium chloratum	7
	Nr. 10 Natrium sulfuricum	7
• Geschwür	Nr. 2 Calcium phosphoricum	7
	Nr. 8 Natrium chloratum	7
	Nr. 9 Natrium phosphoricum	12
• Krämpfe (wegen Übersäuerung)	Nr. 7 Magnesium phosphoricum	7
	Nr. 9 Natrium phosphoricum	12
• Nervöse Beschwerden	**Nr. 7 Magnesium phosphoricum**	7
	Nr. 8 Natrium chloratum	7
	Nr. 9 Natrium phosphoricum	7
Magensäure	Nr. 8 Natrium chloratum	12
• Regulierung	Nr. 9 Natrium phosphoricum	12
	Nr. 23 Natrium bicarbonicum	7
Mandelentzündung	Nr. 2 Calcium phosphoricum	7
	Nr. 3 Ferrum phosphoricum	12
	Nr. 9 Natrium phosphoricum	7
	Nr. 12 Calcium sulfuricum	5–7
Meniskus	Nr. 1 Calcium fluoratum	7
• Verletzung	Nr. 2 Calcium phosphoricum	7
	Nr. 4 Kalium chloratum	7
	Nr. 8 Natrium chloratum	12
	Nr. 11 Silicea	7
Menstruation	Nr. 2 Calcium phosphoricum	12
• Beschwerden bis zu Krämpfen	**Nr. 7 Magnesium phosphoricum**	14–20

Differenzierung	Schüßler-Salze	Tabl./Tag
• Starke Blutung	**Nr. 1 Calcium fluoratum**	12
	Nr. 2 Calcium phosphoricum	12–20
	Nr. 3 Ferrum phosphoricum	5–7
	Nr. 5 Kalium phosphoricum	5–7
	Nr. 7 Magnesium phosphoricum	7
	Nr. 8 Natrium chloratum	5–7
	Nr. 10 Natrium sulfuricum	7
• Unregelmäßige Blutung	Nr. 21 Zincum chloratum	7–10
Migräne		
s. Kopfschmerzen		
Milchschorf	Nr. 3 Ferrum phosphoricum	7
Allgemein	Nr. 4 Kalium chloratum	7
	Nr. 6 Kalium sulfuricum	7
	Nr. 8 Natrium chloratum	7
	Nr. 10 Natrium sulfuricum	12
Milchunverträglichkeit	**Nr. 2 Calcium phosphoricum**	12
	Nr. 4 Kalium chloratum	7
	Nr. 9 Natrium phosphoricum	7
Milz	Nr. 5 Kalium phosphoricum	10
• Stärkung bei Seitenstechen	Nr. 7 Magnesium phosphoricum	14
	Nr. 8 Natrium chloratum	10
Mitesser	Nr. 9 Natrium phosphoricum	12
• Allgemein		
Müdigkeit	Nr. 14 Kalium bromatum	5–7
• Antriebslos		
• Auffrischung	Nr. 3 Ferrum phosphoricum	7
	Nr. 5 Kalium phosphoricum	7
	Nr. 8 Natrium chloratum	7
• Beim Autofahren	Nr. 9 Natrium phosphoricum	12
• Müdigkeit durch Übersäuerung	Nr. 9 Natrium phosphoricum	12
Mund	Nr. 3 Ferrum phosphoricum	10
• Mundfäule	**Nr. 5 Kalium phosphoricum**	10
	Nr. 8 Natrium chloratum	10

Differenzierung	Schüßler-Salze	Tabl./Tag
• Mundpflege	Nr. 3 Ferrum phosphoricum	7
	Nr. 4 Kalium chloratum	7
	Nr. 5 Kalium phosphoricum	7
	Nr. 8 Natrium chloratum	10
	Nr. 9 Natrium phosphoricum	7
	Nr. 10 Natrium sulfuricum	7
Mundgeruch	Nr. 5 Kalium phosphoricum	12–20
Mundschleimhaut	**Nr. 3 Ferrum phosphoricum**	12
• Entzündung	Nr. 4 Kalium chloratum	5–7
	Nr. 5 Kalium phosphoricum	5–7
	Nr. 6 Kalium sulfuricum	5–7
	Nr. 8 Natrium chloratum	7–10
	Nr. 10 Natrium sulfuricum	10
	Nr. 12 Calcium sulfuricum	5–7
Muskeln	Nr. 3 Ferrum phosphoricum	12
• Vor Anstrengungen		
• Muskelkater	**Nr. 6 Kalium sulfuricum**	12
	Nr. 7 Magnesium phosphoricum	7–10
	Nr. 9 Natrium phosphoricum	12
	Nr. 10 Natrium sulfuricum	12
	Nr. 12 Calcium sulfuricum	5–7
• Muskelkrämpfe	Nr. 2 Calcium phosphoricum	12–20
	Nr. 7 Magnesium phosphoricum	12
Muskelschwäche	Nr. 2 Calcium phosphoricum	12
	Nr. 3 Ferrum phosphoricum	7
	Nr. 5 Kalium phosphoricum	12
	Nr. 6 Kalium sulfuricum	5–7
	Nr. 8 Natrium chloratum	7
	Nr. 10 Natrium sulfuricum	10
Muskelzucken	Nr. 9 Natrium phosphoricum	7–10
	Nr. 11 Silicea	12
Nachtblindheit	**Nr. 1 Calcium fluoratum**	7
	Nr. 5 Kalium phosphoricum	5–7
	Nr. 8 Natrium chloratum	7–10
	Nr. 10 Natrium sulfuricum	7
	Nr. 21 Zincum chloratum	7–10

Differenzierung	Schüßler-Salze	Tabl./Tag
Nachtschweiß	Nr. 5 Kalium phosphoricum	7
	Nr. 8 Natrium chloratum	12
	Nr. 9 Natrium phosphoricum	7–10
	Nr. 11 Silicea	5–7
	Nr. 24 Arsenum jodatum	7–10
Nackenschmerzen	**Nr. 2 Calcium phosphoricum**	12–20
	Nr. 7 Magnesium phosphoricum	7
	Nr. 9 Natrium phosphoricum	12
	Nr. 11 Silicea	7
Nägel • Pflege und Ernährung der Nägel	**Nr. 1 Calcium fluoratum**	7
	Nr. 9 Natrium phosphoricum	5–7
	Nr. 11 Silicea	5–7
	Nr. 21 Zincum chloratum	5–7
• brüchig, lösen sich in Schichten auf	Nr. 9 Natrium phosphoricum	7
	Nr. 11 Silicea	7
	Nr. 21 Zincum chloratum	7
• Rillen	**Nr. 3 Ferrum phosphoricum**	7
	Nr. 9 Natrium phosphoricum	7
	Nr. 11 Silicea	5–7
	Nr. 21 Zincum chloratum	5–7
• splittern wie Glas	Nr. 1 Calcium fluoratum	12
• weiße Flecken	Nr. 2 Calcium phosphoricum	12
	Nr. 21 Zincum chloratum	12
Nägelkauen	Nr. 7 Magnesium phosphoricum	14
Narben • verhärtet	Nr. 1 Calcium fluoratum	12
Nasenbluten	**Nr. 2 Calcium phosphoricum**	12
	Nr. 3 Ferrum phosphoricum	7
	Nr. 4 Kalium chloratum	7
	Nr. 5 Kalium phosphoricum	7
	Nr. 8 Natrium chloratum	12
Nebenhöhlen • Entzündung	**Nr. 3 Ferrum phosphoricum**	12
	Nr. 4 Kalium chloratum	7
	Nr. 8 Natrium chloratum	7

Differenzierung	Schüßler-Salze	Tabl./Tag
• Katarrh	Nr. 3 Ferrum phosphoricum	12
	Nr. 4 Kalium chloratum	7
	Nr. 5 Kalium phosphoricum	7
	Nr. 6 Kalium sulfuricum	7
	Nr. 8 Natrium chloratum	12
	Nr. 10 Natrium sulfuricum	12
	Nr. 12 Calcium sulfuricum	7
Nerven • Geschwächt	Nr. 5 Kalium phosphoricum	12
• Anspannung	Nr. 7 Magnesium phosphoricum als „Heiße Sieben"	14
• Extreme Nervosität	Nr. 3 Ferrum phosphoricum	7
	Nr. 5 Kalium phosphoricum	7
	Nr. 7 Magnesium phosphoricum	12
	Nr. 9 Natrium phosphoricum	12
	Nr. 11 Silicea	5–7
	Nr. 14 Kalium bromatum	5–7
• Stärkung	Nr. 2 Calcium phosphoricum	7
	Nr. 5 Kalium phosphoricum	7
	Nr. 7 Magnesium phosphoricum	7
	Nr. 8 Natrium chloratum	7
	Nr. 9 Natrium phosphoricum	12
	Nr. 11 Silicea	5–7
	Nr. 21 Zincum chloratum	7
Nesselausschlag, Nesselfieber, Urticaria	Nr. 2 Calcium phosphoricum	7
	Nr. 3 Ferrum phosphoricum	12
	Nr. 4 Kalium chloratum	7
	Nr. 5 Kalium phosphoricum	7
	Nr. 7 Magnesium phosphoricum	12
	Nr. 8 Natrium chloratum	12
	Nr. 10 Natrium sulfuricum	12–20
Neurodermitis • Allgemein	Nr. 2 Calcium phosphoricum	7
	Nr. 4 Kalium chloratum	7
	Nr. 8 Natrium chloratum	12
	Nr. 9 Natrium phosphoricum	12–15
	Nr. 10 Natrium sulfuricum	12
	Nr. 12 Calcium sulfuricum	3
	Nr. 24 Arsenum jodatum	7

Differenzierung	Schüßler-Salze	Tabl./Tag
• Zusätzlich: bei Juckreiz	Nr. 7 Magnesium phosphoricum (auch als „Heiße Sieben“)	12
Niere	**Nr. 2 Calcium phosphoricum**	7
• Stärkung	Nr. 3 Ferrum phosphoricum	5–7
	Nr. 5 Kalium phosphoricum	5–7
	Nr. 8 Natrium chloratum	7
Ödem	**Nr. 8 Natrium chloratum**	12–20
• Nach Druck bleibt die Vertiefung	Nr. 9 Natrium phosphoricum	7
	Nr. 12 Calcium sulfuricum	7
• Nach Druck bleibt keine Vertiefung	Nr. 2 Calcium phosphoricum	7
	Nr. 5 Kalium phosphoricum	7
	Nr. 8 Natrium chloratum	7
	Nr. 10 Natrium sulfuricum	12–20
Ohrenschmerzen	Nr. 3 Ferrum phosphoricum	12–20
• Auch mit Fieber	Nr. 5 Kalium phosphoricum	12
	Nr. 10 Natrium sulfuricum	12
	Nr. 12 Calcium sulfuricum	5–7
Ohrerkrankungen s. Absonderungen		
• Bei Druckgefühl im Ohr	Nr. 10 Natrium sulfuricum	20
• Hörsturz, akut	Nr. 3 Ferrum phosphoricum	50–100
• Mit käsig riechendem Ohrenschmalz	Nr. 6 Kalium sulfuricum	7
	Nr. 9 Natrium phosphoricum	20
• Mit stechenden, klopfenden Schmerzen verbunden	Nr. 3 Ferrum phosphoricum	20
Ohrgeräusche	**Nr. 1 Calcium fluoratum**	12
• Allgemein	**Nr. 3 Ferrum phosphoricum**	12
	Nr. 4 Kalium chloratum	7
	Nr. 9 Natrium phosphoricum	12
	Nr. 10 Natrium sulfuricum	12
	Nr. 11 Silicea	5–7
Organsenkung	**Nr. 1 Calcium fluoratum**	12
• Allgemein	Nr. 9 Natrium phosphoricum	12
	Nr. 11 Silicea	7

Differenzierung	Schüßler-Salze	Tabl./Tag
Osteoporose	Nr. 1 Calcium fluoratum	7
	Nr. 2 Calcium phosphoricum	20
	Nr. 3 Ferrum phosphoricum	7
	Nr. 5 Kalium phosphoricum	7
	Nr. 7 Magnesium phosphoricum	12
	Nr. 8 Natrium chloratum	12
	Nr. 9 Natrium phosphoricum	12–15
	Nr. 11 Silicea	5–7
	Nr. 17 Manganum sulfuricum	3–5
	Nr. 22 Calcium carbonicum	7
Pankreas – Bauchspeicheldrüse	Nr. 4 Kalium chloratum	7
• Belastungen bzw. Erkrankungen der Bauchspeicheldrüse	**Nr. 6 Kalium sulfuricum**	12
	Nr. 7 Magnesium phosphoricum	12
	Nr. 10 Natrium sulfuricum	12
	Nr. 23 Natrium bicarbonicum	7
Parodontose s. Zahnfleischschwund		
Penis	Nr. 1 Calcium fluoratum	12
• Schrunden, Einrisse		
• Vorhautverengung, -verhärtung	**Nr. 1 Calcium fluoratum**	12
	Nr. 5 Kalium phosphoricum	7
	Nr. 8 Natrium chloratum	7
	Nr. 9 Natrium phosphoricum	7
	Nr. 11 Silicea	5
Pickel	Nr. 3 Ferrum phosphoricum	7
• Allgemein	Nr. 4 Kalium chloratum	7
	Nr. 9 Natrium phosphoricum	12
Pigmentflecken	**Nr. 6 Kalium sulfuricum**	7
	Nr. 10 Natrium sulfuricum	12
	Nr. 19 Cuprum arsenicosum	7
Pilzerkrankung	Nr. 3 Ferrum phosphoricum	7
• Allgemein	Nr. 5 Kalium phosphoricum	7
	Nr. 6 Kalium sulfuricum	7
	Nr. 8 Natrium chloratum	7
	Nr. 9 Natrium phosphoricum	12
	Nr. 10 Natrium sulfuricum	12
	Nr. 23 Natrium bicarbonicum	7

Differenzierung	Schüßler-Salze	Tabl./Tag
Platzangst – Agoraphobie	**Nr. 5 Kalium phosphoricum**	12
	Nr. 8 Natrium chloratum	7
PMS – Prämenstruelles Syndrom	Nr. 2 Calcium phosphoricum	7
	Nr. 4 Kalium chloratum	7
	Nr. 7 Magnesium phosphoricum	12
	Nr. 9 Natrium phosphoricum	12
	Nr. 11 Silicea	5
	Nr. 21 Zincum chloratum	5
Polyarthritis s. Gelenke		
Polypen, Nasenpolypen	**Nr. 2 Calcium phosphoricum**	12
	Nr. 4 Kalium chloratum	7
	Nr. 9 Natrium phosphoricum	7
Prellung s. Zerrung		
Prüfungen s. Lernmischung		
Quetschungen	Nr. 1 Calcium fluoratum	7
	Nr. 3 Ferrum phosphoricum	12–20
	Nr. 5 Kalium phosphoricum	7
	Nr. 8 Natrium chloratum	7
	Nr. 9 Natrium phosphoricum	12
	Nr. 11 Silicea	7
Reflux • Unterstützung und Begleitung	**Nr. 1 Calcium fluoratum**	12
	Nr. 7 Magnesium phosphoricum	12
	Nr. 8 Natrium chloratum	12
	Nr. 9 Natrium phosphoricum	12
Regeneration • Nach einem Schock	Nr. 2 Calcium phosphoricum	12
	Nr. 3 Ferrum phosphoricum	7
	Nr. 5 Kalium phosphoricum	12
	Nr. 8 Natrium chloratum	7
	Nr. 12 Calcium sulfuricum	15
	Nr. 22 Calcium carbonicum	7

Differenzierung	Schüßler-Salze	Tabl./Tag
• Nach einer Krankheit	**Nr. 2 Calcium phosphoricum**	15–20
	Nr. 3 Ferrum phosphoricum	7
	Nr. 4 Kalium chloratum	7
	Nr. 5 Kalium phosphoricum	7
	Nr. 6 Kalium sulfuricum	5
	Nr. 8 Natrium chloratum	12
	Nr. 10 Natrium sulfuricum	12
Reise • Angst	Nr. 7 Magnesium phosphoricum als „Heiße Sieben"	12
• Übelkeit	**Nr. 5 Kalium phosphoricum**	12
	Nr. 8 Natrium chloratum	7
	Nr. 9 Natrium phosphoricum	12
	Nr. 22 Calcium carbonicum	5–7
Restless Legs	Nr. 2 Calcium phosphoricum	7
	Nr. 7 Magnesium phosphoricum	14
	Nr. 9 Natrium phosphoricum	7–10
	Nr. 11 Silicea	7
	Nr. 21 Zincum chloratum	7
Rhagaden	Nr. 1 Calcium fluoratum	7–12
Rheuma, Rheumatismus	Nr. 3 Ferrum phosphoricum	12
	Nr. 8 Natrium chloratum	12
	Nr. 9 Natrium phosphoricum	12–15
	Nr. 11 Silicea	12
	Nr. 12 Calcium sulfuricum	12
	Nr. 17 Manganum sulfuricum	7
	Nr. 21 Zincum chloratum	7
Rippenfellentzündung • Im akuten Fall zur Unterstützung der medizinischen Behandlung	Nr. 3 **Ferrum** phosphoricum	12–20
	Nr. 4 Kalium chloratum	7
	Nr. 8 Natrium chloratum	7
	Nr. 11 Silicea	7
Rippenprellung • Durch Verletzung	Nr. 3 Ferrum phosphoricum	12
	Nr. 5 Kalium phosphoricum	12
	Nr. 8 Natrium chloratum	12

Differenzierung	Schüßler-Salze	Tabl./Tag
Rückenschmerzen	Nr. 1 Calcium fluoratum	7
	Nr. 2 Calcium phosphoricum	12
	Nr. 3 Ferrum phosphoricum	12
	Nr. 8 Natrium chloratum	7
	Nr. 9 Natrium phosphoricum	12
	Nr. 11 Silicea	5
	Nr. 22 Calcium carbonicum	7
Salz		
• Salzgeschmack	**Nr. 8 Natrium chloratum**	12
• Salzhunger	Nr. 8 Natrium chloratum	12
Sauer s. Sodbrennen	Nr. 9 Natrium phosphoricum	12
Säuren	Nr. 8 Natrium chloratum	12
• Aufbau und Abbau von Säuren	Nr. 9 Natrium phosphoricum	12
• Überschuss an Säure	Nr. 9 Natrium phosphoricum	12
	Nr. 21 Zincum chloratum	7
	Nr. 23 Natrium bicarbonicum	7
Scheide	Nr. 3 Ferrum phosphoricum	7
• Brennend, wund, Juckreiz	**Nr. 8 Natrium chloratum**	12
	Nr. 21 Zincum chloratum	7
• Bräunlich gelbe Absonderungen	Nr. 6 Kalium sulfuricum	7
	Nr. 10 Natrium sulfuricum	7
• Erhöhte Reizbarkeit	Nr. 8 Natrium chloratum	7–10
• Rahmartige, honiggelbe Absonderungen	Nr. 9 Natrium phosphoricum	12
• Übel riechende, schmierige Absonderungen	**Nr. 5 Kalium phosphoricum**	12
	Nr. 8 Natrium chloratum	7
• Weiße, dicke Absonderungen	Nr. 4 Kalium chloratum	12
• Weiße, flockige Absonderungen	Nr. 2 Calcium phosphoricum	12
• Weißfluss junger Mädchen	Nr. 4 Kalium chloratum	12

Differenzierung	Schüßler-Salze	Tabl./Tag
• Sehr trockene Schleimhäute	Nr. 4 Kalium chloratum	7
	Nr. 8 Natrium chloratum	12
	Nr. 9 Natrium phosphoricum	7
	Nr. 21 Zincum chloratum	5
Scheidenpilz s. Pilzerkrankung		
Schiefhals	Nr. 2 Calcium phosphoricum	12
	Nr. 3 Ferrum phosphoricum	7
	Nr. 7 Magnesium phosphoricum	12
	Nr. 8 Natrium chloratum	7
	Nr. 9 Natrium phosphoricum	7
	Nr. 11 Silicea	5
Schielen	**Nr. 1 Calcium fluoratum**	7
	Nr. 2 Calcium phosphoricum	12
	Nr. 5 Kalium phosphoricum	5–7
	Nr. 7 Magnesium phosphoricum	5–7
	Nr. 8 Natrium chloratum	7
Schilddrüse		
• Regulierung	Nr. 4 Kalium chloratum	7
• Überfunktion, zusätzlich:	Nr. 7 Magnesium phosphoricum	7
• Unterfunktion, zusätzlich:	Nr. 14 Kalium bromatum	7
	Nr. 15 Kalium jodatum	7
Schlaflosigkeit	Nr. 2 Calcium phosphoricum	12
	Nr. 7 Magnesium phosphoricum	12
	Falls keine Besserung eintritt, zusätzlich:	
	Nr. 14 Kalium bromatum	7
Schlacken	Nr. 8 Natrium chloratum	7
• Förderung der Ausscheidung	Nr. 10 Natrium sulfuricum	12
Schleim • grünlich	Nr. 10 Natrium sulfuricum	12
• Bräunlich gelb	Nr. 6 Kalium sulfuricum	12
• Wässrig, glasklar	Nr. 8 Natrium chloratum	12
• Weißlich	Nr. 4 Kalium chloratum	12
Schleimabsonderung • Vermehrt	Nr. 8 Natrium chloratum	12

Differenzierung	Schüßler-Salze	Tabl./Tag
• Vermindert	Nr. 6 Kalium sulfuricum	7
	Nr. 8 Natrium chloratum	7
Schleimbeutelentzündung s. Kniegelenkarthrose		
Schleimhaut • Bildung	Nr. 4 Kalium chloratum	7
	Nr. 8 Natrium chloratum	7
	Nr. 21 Zincum chloratum	7
• Entzündung	**Nr. 3 Ferrum phosphoricum**	12
	Nr. 4 Kalium chloratum	5–7
	Nr. 6 Kalium sulfuricum	5–7
	Nr. 8 Natrium chloratum	23
	Nr. 12 Calcium sulfuricum	7
• Reizung von Schleimhäuten	**Nr. 3 Ferrum phosphoricum**	7
	Nr. 8 Natrium chloratum	7
	Nr. 14 Kalium bromatum	5
	Nr. 21 Zincum chloratum	5–7
Schleudertrauma	Nr. 1 Calcium fluoratum	7
	Nr. 2 Calcium phosphoricum	7
	Nr. 3 Ferrum phosphoricum	12
	Nr. 5 Kalium phosphoricum	7
	Nr. 7 Magnesium phosphoricum	7
	Nr. 8 Natrium chloratum	7
	Nr. 12 Calcium sulfuricum	7
Schlupflid	Nr. 9 Natrium phosphoricum	10
	Nr. 11 Silicea	7
	Nr. 22 Calcium carbonicum	12
Schmerzen • Erste Hilfe	Nr. 3 Ferrum phosphoricum	12–20
Schnittwunden • Erste Hilfe	Nr. 3 Ferrum phosphoricum	12–20
Schnupfen • Bräunlich gelb – schleimig	Nr. 6 Kalium sulfuricum	7
• Dicke gelbeitrige Absonderungen	Nr. 9 Natrium phosphoricum	12
	Nr. 11 Silicea	7
	Nr. 12 Calcium sulfuricum	7

Differenzierung	Schüßler-Salze	Tabl./Tag
• Wässrig durchsichtig, glasig, Tröpfchen an der Nase	Nr. 8 Natrium chloratum	12
• Fließschnupfen	Nr. 8 Natrium chloratum	12
• Grünlich gelb – schleimig	Nr. 10 Natrium sulfuricum	12
• Stockschnupfen	Nr. 4 Kalium chloratum	12
• Übelriechende, wund machende Absonderungen	Nr. 5 Kalium phosphoricum	12
• Verbunden mit dem Verlangen nach frischer Luft	Nr. 6 Kalium sulfuricum	7
• Verbunden mit heißer Stirn	Nr. 3 Ferrum phosphoricum	7–12
• Verlust des Geruchs oder Geschmacks	Nr. 8 Natrium chloratum	12–20
Schock	Nr. 2 Calcium phosphoricum Nr. 3 Ferrum phosphoricum **Nr. 5 Kalium phosphoricum** Nr. 7 Magnesium phosphoricum **Nr. 12 Calcium sulfuricum**	7 7 12 7 12–20
Schrunden	Nr. 1 Calcium fluoratum	12
Schuppen s. Abschuppung		
Schuppenflechte – Psoriasis	**Nr. 1 Calcium fluoratum** Nr. 6 Kalium sulfuricum Achtung: Reaktionen möglich! Nr. 7 Magnesium phosphoricum Nr. 8 Natrium chloratum Nr. 9 Natrium phosphoricum Nr. 10 Natrium sulfuricum Nr. 12 Calcium sulfuricum Akutmittel: Nr. 13 Kalium arsenicosum	12 3–5 12 12 12 7–10 5 5

Differenzierung	Schüßler-Salze	Tabl./Tag
Schwangerschaftsbegleitung	Nr. 1 Calcium fluoratum	7
• Erstes Drittel	**Nr. 2 Calcium phosphoricum**	12
	Nr. 3 Ferrum phosphoricum	12
	Nr. 5 Kalium phosphoricum	7
	Nr. 8 Natrium chloratum	7
	Nr. 9 Natrium phosphoricum	7
	Nr. 10 Natrium sulfuricum	7
	Nr. 11 Silicea	5
• Zweites Drittel	Nr. 1 Calcium fluoratum	7
	Nr. 2 Calcium phosphoricum	12–20
	Nr. 3 Ferrum phosphoricum	7
	Nr. 4 Kalium chloratum	7
	Nr. 5 Kalium phosphoricum	7–12
	Nr. 6 Kalium sulfuricum	3–5
	Nr. 7 Magnesium phosphoricum	7
	Nr. 8 Natrium chloratum	12
	Nr. 9 Natrium phosphoricum	12
	Nr. 10 Natrium sulfuricum	12
	Nr. 11 Silicea	5–7
	Nr. 12 Calcium sulfuricum	5–7
	Nr. 15 Kalium jodatum	5
	Nr. 22 Calcium carbonicum	5
• Geburtsvorbereitung	Nr. 1 Calcium fluoratum	7
	Nr. 2 Calcium phosphoricum	7
	Nr. 3 Ferrum phosphoricum	7
	Nr. 4 Kalium chloratum	7
	Nr. 5 Kalium phosphoricum	7
	Nr. 7 Magnesium phosphoricum	12–20
	Nr. 8 Natrium chloratum	12
	Nr. 10 Natrium sulfuricum	12–20
	Nr. 11 Silicea	5
	Nr. 12 Calcium sulfuricum	5
	Nr. 22 Calcium carbonicum	5
Schweiß • Ätzend	Nr. 8 Natrium chloratum	7
• Fettiger	Nr. 9 Natrium phosphoricum	12
• Hauptsächlich im Kopfhaarbereich	Nr. 2 Calcium phosphoricum	12
• Rein wässrig	Nr. 8 Natrium chloratum	12

Differenzierung	Schüßler-Salze	Tabl./Tag
• Sauer riechend	**Nr. 9 Natrium phosphoricum**	12
	Nr. 22 Calcium carbonicum	7
	Nr. 23 Natrium bicarbonicum	7
• Schweißausbrüche	Nr. 2 Calcium phosphoricum	12
	Nr. 13 Kalium arsenicosum	7
	Nr. 15 Kalium jodatum	7
• Übel riechend	Nr. 5 Kalium phosphoricum	12
• Unangenehmer Schweiß an Händen und Füßen – Schweißfuß	Nr. 9 Natrium phosphoricum	12
	Nr. 11 Silicea	7
• Keine oder kaum Schweißbildung	Nr. 8 Natrium chloratum	12
Schweißdrüsen	Nr. 3 Ferrum phosphoricum	7
• Eitrig, Schweißdrüsenabszess	**Nr. 4 Kalium chloratum**	7
	Nr. 9 Natrium phosphoricum	12
	Nr. 11 Silicea	7
	Nr. 12 Calcium sulfuricum	7
• Entzündet	**Nr. 3 Ferrum phosphoricum**	12
	Nr. 4 Kalium chloratum	7
	Nr. 9 Natrium phosphoricum	12
Sehnen	**Nr. 1 Calcium fluoratum**	12
• Überlastung, Verkürzung, Verhärtung	Nr. 5 Kalium phosphoricum	7
	Nr. 8 Natrium chloratum	7
	Nr. 9 Natrium phosphoricum	10
	Nr. 11 Silicea	7
Sehnenscheidenentzündung	**Nr. 3 Ferrum phosphoricum**	12–20
	Nr. 8 Natrium chloratum	7–10
	Nr. 9 Natrium phosphoricum	10
	Nr. 11 Silicea	5–7
Senkfuß	**Nr. 1 Calcium fluoratum**	12
	Nr. 2 Calcium phosphoricum	7
	Nr. 5 Kalium phosphoricum	7
	Nr. 8 Natrium chloratum	7–12
	Nr. 9 Natrium phosphoricum	12
	Nr. 11 Silicea	7
Sodbrennen	Nr. 9 Natrium phosphoricum	12–20

Differenzierung	Schüßler-Salze	Tabl./Tag
Sonnenallergie	**Nr. 3 Ferrum phosphoricum**	12
• Juckende Bläschen	Nr. 8 Natrium chloratum	12
	Nr. 10 Natrium sulfuricum	20–30
Sonnenbrand	Nr. 3 Ferrum phosphoricum	12–20
• Erste Hilfe	Nr. 8 Natrium chloratum	12–20
Sonnenstich	Nr. 3 Ferrum phosphoricum	12
	Nr. 5 Kalium phosphoricum	12
	Nr. 8 Natrium chloratum	12
Speichel	Nr. 4 Kalium chloratum	12
• Fadenziehend		
• Zu viel oder zu wenig	Nr. 8 Natrium chloratum	12
Starerkrankungen	Nr. 1 Calcium fluoratum	7
(Unterstützung und Begleitung)	Nr. 4 Kalium chloratum	7
• Grauer Star	**Nr. 8 Natrium chloratum**	12–20
	Nr. 9 Natrium phosphoricum	12
	Nr. 10 Natrium sulfuricum	7
	Nr. 11 Silicea	5–7
	Nr. 17 Manganum sulfuricum	5
	Nr. 21 Zincum chloratum	10
• Grüner Star	Nr. 4 Kalium chloratum	7
	Nr. 5 Kalium phosphoricum	7
	Nr. 7 Magnesium phosphoricum	7
	Nr. 8 Natrium chloratum	12
	Nr. 9 Natrium phosphoricum	12
	Nr. 10 Natrium sulfuricum	12–20
Steinbildung	Nr. 2 Calcium phosphoricum	12
	Nr. 7 Magnesium phosphoricum	12
	Nr. 9 Natrium phosphoricum	12
	Nr. 11 Silicea	7
	Nr. 23 Natrium bicarbonicum	7
Stillen	Nr. 4 Kalium chloratum	12
• Regulierung der Milchmenge	Nr. 8 Natrium chloratum	12
• Abstillen	Nr. 10 Natrium sulfuricum	12
Stimmband	**Nr. 5 Kalium phosphoricum**	12–20
• Stärkung	Nr. 7 Magnesium phosphoricum	12
	Nr. 9 Natrium phosphoricum	12
	Nr. 11 Silicea	7

Differenzierung	Schüßler-Salze	Tabl./Tag
• Reizung durch Trockenheit	Nr. 8 Natrium chloratum	12
• Verkrampfung	Nr. 2 Calcium phosphoricum	7
	Nr. 7 Magnesium phosphoricum	12
Stirnhöhle		
s. Absonderungen		
Stoffwechselkur	Nr. 4 Kalium chloratum	7–10
	Nr. 8 Natrium chloratum	7–10
	Nr. 9 Natrium phosphoricum	7–10
	Nr. 10 Natrium sulfuricum	7–10
Taubheitsgefühl, -kribbeln	Nr. 2 Calcium phosphoricum	12–20
• Arme und Beine	Nr. 7 Magnesium phosphoricum	12
Tennisarm	Nr. 1 Calcium fluoratum	7
	Nr. 2 Calcium phosphoricum	12
	Nr. 8 Natrium chloratum	7
	Nr. 9 Natrium phosphoricum	10
	Nr. 11 Silicea	5–7
Testosteronproduktion	Nr. 21 Zincum chloratum	7–12
Thrombose	Nr. 3 Ferrum phosphoricum	12
• Bei Neigung zu einer Thrombose	Nr. 4 Kalium chloratum	12
Thymushormon	Nr. 21 Zincum chloratum	12
• Förderung der Produktion		
Tick	Nr. 2 Calcium phosphoricum	7
• Durch Nervosität	Nr. 5 Kalium phosphoricum	7
	Nr. 7 Magnesium phosphoricum	7
	Nr. 9 Natrium phosphoricum	12
	Nr. 11 Silicea	12
	Nr. 15 Kalium jodatum	7
	Nr. 21 Zincum chloratum	7
Tränenflüssigkeit	Nr. 8 Natrium chloratum	12–20
• Zu wenig, trocken		
Tränenkanal	**Nr. 1 Calcium fluoratum**	12
• Verengt	Nr. 2 Calcium phosphoricum	7
	Nr. 5 Kalium phosphoricum	7
	Nr. 8 Natrium chloratum	7

Differenzierung	Schüßler-Salze	Tabl./Tag
Tränensack	Nr. 10 Natrium sulfuricum	12–20
• Schwellung		
Trigeminus	Nr. 2 Calcium phosphoricum	7
• Schmerzen	**Nr. 5 Kalium phosphoricum**	12–20
	Nr. 7 Magnesium phosphoricum	12
	Nr. 8 Natrium chloratum	12
	Nr. 11 Silicea	7
Übelkeit	Nr. 3 Ferrum phosphoricum	7
	Nr. 5 Kalium phosphoricum	10
	Nr. 6 Kalium sulfuricum	5
	Nr. 8 Natrium chloratum	7
	Nr. 10 Natrium sulfuricum	12
Überbein	**Nr. 1 Calcium fluoratum**	12
• Allgemein	Nr. 9 Natrium phosphoricum	12
	Nr. 11 Silicea	7
Überempfindlichkeit	Nr. 9 Natrium phosphoricum	12
• Bei Geräuschen oder Lichtreizen	**Nr. 11 Silicea**	7
Übersäuerung	Nr. 9 Natrium phosphoricum	12–20
• Magen		
• Gewebe	**Nr. 9 Natrium phosphoricum**	12–20
	Nr. 11 Silicea	7
	Achtung: Reaktionen möglich	
	Nr. 12 Calcium sulfuricum	7
	Achtung: Reaktionen möglich	
	Nr. 21 Zincum chloratum	7
	Nr. 23 Natrium bicarbonicum	7
Unterkühlung	Nr. 2 Calcium phosphoricum	7
	Nr. 3 Ferrum phosphoricum	12–20
	Nr. 5 Kalium phosphoricum	12
	Nr. 8 Natrium chloratum	12
Venenprobleme	Nr. 1 Calcium fluoratum	7
	Nr. 4 Kalium chloratum	7
	Nr. 9 Natrium phosphoricum	12
	Nr. 11 Silicea	7
Verbrennung	Nr. 3 Ferrum phosphoricum	12
• Akute, leichte	**Nr. 8 Natrium chloratum**	12
Vorrangig äußere Anwendung		

Differenzierung	Schüßler-Salze	Tabl./Tag
Verdauungsstörungen s. Darm		
Verhärtungen • allgemein	**Nr. 1 Calcium fluoratum** Nr. 5 Kalium phosphoricum Nr. 8 Natrium chloratum	12 7 7
Verlangen nach • Alkohol	Nr. 7 Magnesium phosphoricum **Nr. 8 Natrium chloratum** Nr. 21 Zincum chloratum	12 12–20 12
• Essen – Heißhunger	Nr. 9 Natrium phosphoricum	12–20
• Essig	Nr. 2 Calcium phosphoricum Nr. 8 Natrium chloratum	12 12
• Frischer Luft	Nr. 6 Kalium sulfuricum	12
• Geräuchertem Speck	Nr. 2 Calcium phosphoricum	12
• Kaffee	Nr. 7 Magnesium phosphoricum	12
• Kakao, Schokolade	Nr. 3 Ferrum phosphoricum Nr. 7 Magnesium phosphoricum	12 12
• Kochsalz	Nr. 8 Natrium chloratum	12
• Mehlspeisen	Nr. 9 Natrium phosphoricum	12
• Milch	Nr. 2 Calcium phosphoricum Nr. 4 Kalium chloratum	12–20 7
• Nikotin	Nr. 7 Magnesium phosphoricum	12
• Nüssen	Nr. 5 Kalium phosphoricum	12
• Süßigkeiten	Nr. 9 Natrium phosphoricum	12
Verletzungen • Erste Hilfe	Nr. 3 Ferrum phosphoricum	12–30
Verstauchung s. Zerrung		
Verstopfung s. Darmträgheit		

Differenzierung	Schüßler-Salze	Tabl./Tag
Vitiligo – Weißfleckenkrankheit	Nr. 4 Kalium chloratum Nr. 6 Kalium sulfuricum Nr. 10 Natrium sulfuricum Nr. 12 Calcium sulfuricum Nr. 19 Cuprum arsenicosum	12 12 12 7 7
Völlegefühl	Nr. 6 Kalium sulfuricum	7
Vorhaut • Verengung	**Nr. 1 Calcium fluoratum** Nr. 5 Kalium phosphoricum Nr. 8 Natrium chloratum Nr. 9 Natrium phosphoricum Nr. 11 Silicea	12 5 5–7 7 5
Wachstum • Förderung des Wachstums	Nr. 2 Calcium phosphoricum Nr. 21 Zincum chloratum	7 7
• Probleme im Wachstum	Nr. 1 Calcium fluoratum **Nr. 2 Calcium phosphoricum** Nr. 3 Ferrum phosphoricum Nr. 5 Kalium phosphoricum Nr. 8 Natrium chloratum Nr. 9 Natrium phosphoricum Nr. 11 Silicea Nr. 22 Calcium carbonicum	7 12 7 7 12 7 5 5
• Schmerzen	**Nr. 2 Calcium phosphoricum** Nr. 3 Ferrum phosphoricum Nr. 5 Kalium phosphoricum Nr. 8 Natrium chloratum Nr. 22 Calcium carbonicum	12–20 7 7 7 7
Wadenkrampf s. Krämpfe		
Warzen	Nr. 4 Kalium chloratum Nr. 10 Natrium sulfuricum	12 12–20
• Zusätzlich: bei Verhärtungen	Nr. 1 Calcium fluoratum	7
Wasser • Ansammlung	Nr. 10 Natrium sulfuricum	12–20

Differenzierung	Schüßler-Salze	Tabl./Tag
Wechseljahre	Nr. 2 Calcium phosphoricum	7
• Stärkung und bei Störungen	**Nr. 4 Kalium chloratum**	7
	Nr. 5 Kalium phosphoricum	7
	Nr. 7 Magnesium phosphoricum	12
	Nr. 8 Natrium chloratum	12
	Nr. 9 Natrium phosphoricum	7
	Nr. 10 Natrium sulfuricum	12
	Nr. 21 Zincum chloratum	7
Weinerlichkeit	Nr. 5 Kalium phosphoricum	12–20
Weißfleckenkrankheit		
s. Vitiligo		
Wespenstich	Nr. 2 Calcium phosphoricum	12
• Auch bei Bienenstich	Nr. 4 Kalium chloratum	7
	Nr. 8 Natrium chloratum	20
Windeldermatitis	Nr. 3 Ferrum phosphoricum	7
	Nr. 9 Natrium phosphoricum	12
Windpocken	**Nr. 3 Ferrum phosphoricum**	12–20
	Nr. 4 Kalium chloratum	12
	Nr. 5 Kalium phosphoricum	12
	Nr. 6 Kalium sulfuricum	7
	Nr. 10 Natrium sulfuricum	20
Wucherungen – Polypen	**Nr. 2 Calcium phosphoricum**	12–20
	Nr. 4 Kalium chloratum	12
Wundsein	**Nr. 3 Ferrum phosphoricum**	12
	Nr. 8 Natrium chloratum	7
	Nr. 9 Natrium phosphoricum	12
	Nr. 11 Silicea	5
Zähne	Nr. 1 Calcium fluoratum	7
• Fistel	**Nr. 9 Natrium phosphoricum**	12–20
	Nr. 11 Silicea	12
	Nr. 12 Calcium sulfuricum	12
• Karies	**Nr. 1 Calcium fluoratum**	7
	Nr. 2 Calcium phosphoricum	7
	Nr. 7 Magnesium phosphoricum	7
	Nr. 8 Natrium chloratum	7
	Nr. 9 Natrium phosphoricum	7
	Nr. 11 Silicea	5

Differenzierung	Schüßler-Salze	Tabl./Tag
• Hohle Zähne, Zahnbeinaufbau	Nr. 2 Calcium phosphoricum	12–20
• Lockere Zähne	Nr. 1 Calcium fluoratum	12
	Nr. 11 Silicea	7
• Zahnstein	Nr. 2 Calcium phosphoricum	12
	Nr. 7 Magnesium phosphoricum	7
	Nr. 9 Natrium phosphoricum	12–20
	Nr. 11 Silicea	5
• Zahnschmelzstärkung	Nr. 1 Calcium fluoratum	12
Zähneknirschen	**Nr. 2 Calcium phosphoricum**	12
• im Schlaf	Nr. 5 Kalium phosphoricum	7
	Nr. 7 Magnesium phosphoricum	12
Zahnen	Nr. 1 Calcium fluoratum	7
	Nr. 3 Ferrum phosphoricum	12
	Nr. 5 Kalium phosphoricum	7
	Nr. 8 Natrium chloratum	12
Zahnfleisch	**Nr. 3 Ferrum phosphoricum**	12
• Entzündet	Nr. 5 Kalium phosphoricum	7
	Nr. 8 Natrium chloratum	7
	Nr. 12 Calcium sulfuricum	7
• Schwammig, leicht blutend	Nr. 3 Ferrum phosphoricum	7
	Nr. 5 Kalium phosphoricum	7–12
	Nr. 8 Natrium chloratum	7
• Schwund – Parodontose	**Nr. 5 Kalium phosphoricum**	12–20
	Nr. 8 Natrium chloratum	7–12
	Nr. 21 Zincum chloratum	7
• Wenn das Zahnfleisch blutet	Nr. 5 Kalium phosphoricum	12
• Wenn es geschwollen ist	Nr. 4 Kalium chloratum	12–20
	Nr. 12 Calcium sulfuricum	7–12
Zahnprothese	Nr. 1 Calcium fluoratum	12
• Unverträglichkeit	Nr. 3 Ferrum phosphoricum	12
	Nr. 5 Kalium phosphoricum	12
	Nr. 8 Natrium chloratum	12
Zahnschmerzen	**Nr. 3 Ferrum phosphoricum**	20–30
	Nr. 5 Kalium phosphoricum	7–12
	Nr. 7 Magnesium phosphoricum	12

Differenzierung	Schüßler-Salze	Tabl./Tag
Zahn ziehen	**Nr. 3 Ferrum phosphoricum**	20–30
	Nr. 5 Kalium phosphoricum	12
	Nr. 8 Natrium chloratum	12
Zeckenbiss	Nr. 2 Calcium phosphoricum	12
	Nr. 8 Natrium chloratum	12
	Nr. 24 Arsenum jodatum	12
Zerrung	**Nr. 1 Calcium fluoratum**	12
	Nr. 2 Calcium phosphoricum	7
	Nr. 3 Ferrum phosphoricum	12
	Nr. 5 Kalium phosphoricum	7
	Nr. 8 Natrium chloratum	7
	Nr. 9 Natrium phosphoricum	7–10
	Nr. 11 Silicea	5–7
Zucken	Nr. 9 Natrium phosphoricum	12
	Nr. 11 Silicea	12
• Zusätzlich: bei starker Anspannung der Muskulatur	Nr. 1 Calcium fluoratum	7
	Nr. 2 Calcium phosphoricum	12
	Nr. 7 Magnesium phosphoricum	12
Zunge	**Nr. 1 Calcium fluoratum**	12
• Zerklüftete, rissige, borkige Landkartenzunge	Nr. 4 Kalium chloratum	7
	Nr. 8 Natrium chloratum	7
Zungenbelag • Goldgelber Belag	Nr. 9 Natrium phosphoricum	12
• Bräunlich gelb – schleimig	Nr. 6 Kalium sulfuricum	12
• Dick – schleimig, weißlich	Nr. 8 Natrium chloratum	12
• grünlich gelb – schmutzig	Nr. 10 Natrium sulfuricum	12
• Weiß/weißgrau – nicht schleimig	Nr. 4 Kalium chloratum	12
• Wie mit flüssigem Senf bestrichen, übelriechender Mundgeruch	Nr. 5 Kalium phosphoricum	12
Zysten Beschwerde	Nr. 1 Calcium fluoratum	5
	Nr. 4 Kalium chloratum	7
	Nr. 8 Natrium chloratum	12
	Nr. 9 Natrium phosphoricum	12
	Nr. 10 Natrium sulfuricum	12–20
	Nr. 11 Silicea	5–7
	Nr. 12 Calcium sulfuricum	7

Literatur

Müller-Frahling, M., Kasperzik, B.: Biochemie nach Dr. Schüßler, Grundlagen, Praxis, Antlitzanalyse, 4. Aufl., Deutscher Apotheker Verlag, Stuttgart 2017

Müller-Frahling, M., Kasperzik, B.: Ergänzungsmittel der Biochemie nach Dr. Schüßler, 2. Aufl., Deutscher Apotheker Verlag, Stuttgart 2017

Müller-Frahling, M.: „Lesen im Gesicht", Die Antlitzanalyse in der Biochemie nach Dr. Schüßler, Das Arbeitsbuch, 4. Aufl., Eigenverlag, 2019

Müller-Frahling, M.: Fachhörbuch: Schüßler-Salze aus der Apotheke, Deutscher Apotheker Verlag, Stuttgart 2009

Müller-Frahling, M.: mindCards: Schüßler-Salze, Basismittel, 3. Aufl., Deutscher Apotheker Verlag, Stuttgart 2017

Müller-Frahling, M.: mindCards: Schüßler-Salze, Ergänzungsmittel, 2. Aufl., Deutscher Apotheker Verlag, Stuttgart 2017

Müller-Frahling, M.: Schön und schlank mit Schüßler-Salzen, Hirzel Verlag, Stuttgart 2015

Adressen

European Institute for Biochemistry of Dr. Schüßler (EBS)

Deutschland: Institut für Biochemie nach Dr. Schüßler (D)
Leitung: Mag. Margit Müller-Frahling
Vorträge, Schulungen, Seminare, Ausbildungskurse
D-59846 Sundern
www.institut-fuer-biochemie.de, info@institut-fuer-biochemie.de

Niederlande: Instituut voor Celzouttherapie
Leitung: Lysbeth Mulder-Rouhoff
www.celzouten.nl, info@celzouten.nl

Schweiz: Institut für Biochemie nach Dr. Schüssler (CH)
Leitung: Jo Marty
www.bmo.ch, jm@bmo.ch

Christoph Schräder, Facharzt für Orthopädie
Gartenstr. 28, D-59505 Bad Sassendorf

PFLÜGER
SCHÜẞLER-SALZE
HOMÖOPATHIE

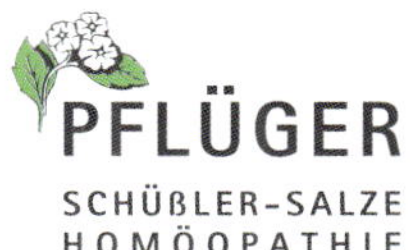

DER KÖRPER-SALZ-ATLAS

WELCHES SALZ WOFÜR?

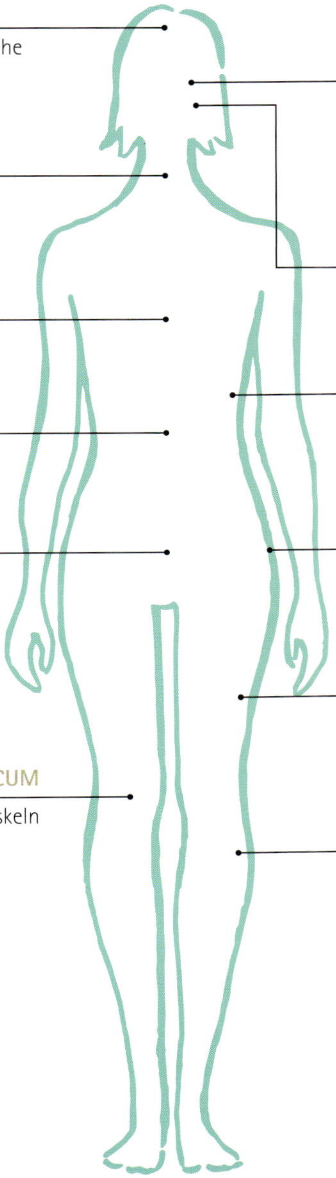

5 KALIUM PHOSPHORICUM
Das Salz der Nerven und Psyche

2 CALCIUM PHOSPHORICUM
Das Salz der Knochen und Zähne

11 SILICEA
Das Salz der Haut, Haare und des Bindegewebes

4 KALIUM CHLORATUM
Das Salz der Schleimhäute

3 FERRUM PHOSPHORICUM
Das Salz des Immunsystems

9 NATRIUM PHOSPHORICUM
Das Salz der Säure-Basen-Balance

8 NATRIUM CHLORATUM
Das Salz des Flüssigkeitshaushalts

10 NATRIUM SULFURICUM
Das Salz der Ausscheidung

6 KALIUM SULFURICUM
Das Salz des Zellinneren

1 CALCIUM FLUORATUM
Das Salz der Haut und des Bindegewebes

7 MAGNESIUM PHOSPHORICUM
Das Salz der Nerven und Muskeln

12 CALCIUM SULFURICUM
Das Salz der Dynamik

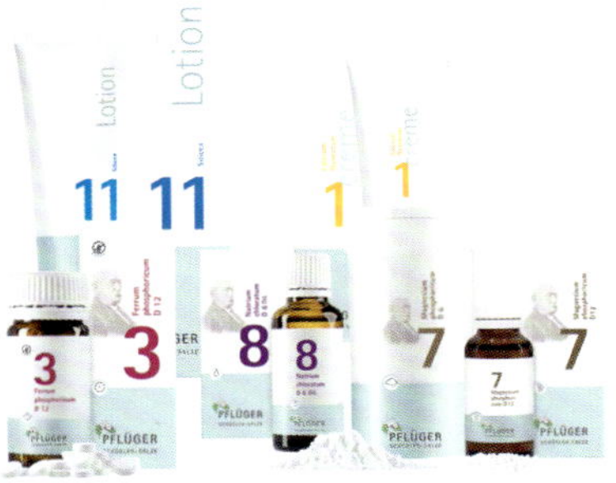

So individuell, wie Sie es brauchen:

Die Schüßler-Salze von Pflüger gibt es in den Darreichungsformen Tabletten (P), Pulver, Tropfen, Globuli, Creme und Lotion

Welche Darreichungsform ist die passende?
Hier geht's zum Selbsttest

Homöopathisches Laboratorium Alexander Pflüger GmbH & Co. KG | Röntgenstraße 4 | 33378 Rheda-Wiedenbrück | www.pflueger.de

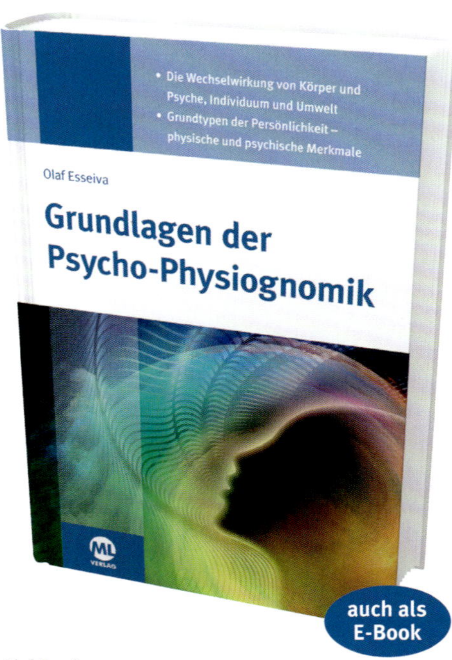

Olaf Esseiva
Grundlagen der Psycho-Physiognomik
1. Auflage 2017, 288 Seiten, Hardcover
ISBN 978-3-946321-57-6
49,95 Euro

Menschen besser erfassen, erkennen und ganzheitlich verstehen

Es gibt sie doch: Die Leib-Seele-Einheit! Mehr noch: Körper, Psyche und Umwelt stehen in fortwährender Wechselwirkung. Das Kausalitätsmodell von Ursache und Wirkung hat längst ausgedient. Der Wunsch nach einer ganzheitlichen Betrachtung und Behandlung, in der der Mensch als Einheit von Körper, Geist und Seele begriffen wird, nimmt in unserer Gesellschaft ständig zu. Insbesondere im Gesundheits-, Psychologie- und Sozialbereich kann die Psycho-Physiognomik als ergänzendes Instrument eingesetzt werden, um auf einen Blick das „Wesen“-tliche zu erkennen.

Aus dem Inhalt:

- Die Wechselwirkungen von Körper und Psyche, Körper und Umwelt, Individuum und Umwelt, Innen und Außen, Materie und Geist
- Eine fundierte Typologie, die den Menschen in seiner Gesamtheit betrachtet und ihn als Individuum versteht, in dem Körper, Geist und Seele gleichermaßen Zusammenwirken
- Grundtypen der Persönlichkeit – körperliche und psychische Merkmale
- Das Verhältnis von Körper und Psyche in der modernen Wissenschaft

Leseprobe und Bestellung auf www.ml-buchverlag.de